ESSAI

SUR LES

HYDROCÈLES ENKYSTÉES

PAR

Célestin DELADRIÈRE,
Docteur en médecine de la Faculté de Paris,
Externe des hôpitaux (1877-78-79).

PARIS
A. PARENT, IMPRIMEUR DE LA FACULTÉ DE MEDECINE
29-31, RUE MONSIEUR-LE-PRINCE, 29-31.

1879

ESSAI

SUR

LES HYDROCÈLES ENKYSTÉES

ESSAI

SUR LES

HYDROCÈLES ENKYSTÉES

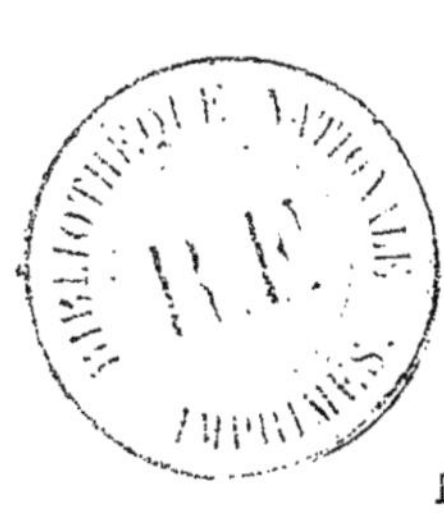

PAR

Célestin DELADRIÈRE,
Docteur en médecine de la Faculté de Paris,
Externe des hôpitaux (1877-78-79).

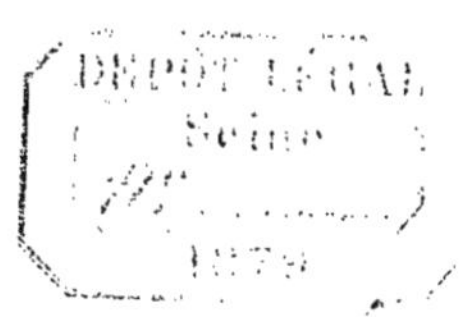

PARIS
A. PARENT, IMPRIMEUR DE LA FACULTÉ DE MEDECINE
29-31, RUE MONSIEUR-LE-PRINCE, 29-31.

1879

A la mémoire

DE MON PÈRE ET DE MON GRAND-PÈRE

A MA MÈRE ET A MA GRAND'MÈRE

A MON ONCLE

Faible témoignage d'une reconnaissance sans bornes.

A MES FRÈRES ET A MA SŒUR

A MES PARENTS

A M. DESPRÉS

Professeur agrégé de la Faculté de médecine,
Chirurgien de l'hôpital Cochin,
Chevalier de la Légion d'honneur.

C'est sous votre inspiration, mon cher maître, que j'ai entrepris ce travail : je suis heureux de vous le dédier comme témoignage de ma reconnaissance.

A MON PRÉSIDENT DE THÈSE

M. LE DOCTEUR GUYON

Professeur de pathologie externe,
Chirurgien de l'hôpital Necker,
Chevalier de la Légion d'honneur.

ESSAI

SUR LES

HYDROCÈLES ENKYSTÉES

AU-DESSUS DE LA VAGINALE

Le terme *hydrocèle* est pris par nous dans le sens large que lui donnait Curling : collection liquide développée dans le voisinage du testicule ou du cordon spermatique.

Nous plaçons en tête de notre thèse une observation : l'intérêt remarquable qu'elle présente a été, avec les réflexions qu'elle a suggérées à M. Després, le double motif qui nous a poussé à entreprendre ce travail. La lecture du cas qu'elle relate donne l'explication du titre que nous donnons à notre thèse inaugurale. Nos juges nous pardonneront, je l'espère, de n'avoir pas sacrifié aux usages reçus.

Observation (personnelle). — Morizet (Ernest), 74 ans, sans profession, entre le 21 juillet 1879 à l'hopital Cochin, salle Saint-Jacques, service de M. Després, pour se faire traiter d'une tumeur scrotale.

Il a eu dans sa jeunesse une blennorrhagie, sans orchite ; à aucune époque de sa vie, rien n'a attiré son attention du côté de ses organes génito-urinaires, peut-être de temps en temps quelques douleurs vésicales avec rétention d'urine, qui d'ailleurs ne l'ont jamais bien inquiété et qui ont disparu par le repos ; il a un enfant bien portant. Il s'est aperçu, il y a quinze mois, que sa bourse gauche était d'un volume plus considérable que la droite ; sept mois après, la loge droite du scrotum commença à participer à l'augmentation de volume de sa congénère, et depuis lors, toutes deux ont continué à s'accroître jusqu'à ce jour, quoique cependant le côté gauche eût été toujours plus volumineux que le droit. Il y a trois mois à peine, après des fatigues excessives résultant de marches prolongées, l'accroissement fut plus rapide, sans jamais cesser cependant d'être indolent.

A part l'augmentation en totalité du volume des bourses, l'aspect de la région est absolument normal, la peau a conservé sa coloration ordinaire et ne présente pas d'adhérence avec les parties profondes : on se croirait en présence d'une hydrocèle vaginale double.

Examen du côté gauche. Au-dessous des enveloppes scrotales gauches absolument saines, on sent une tumeur qui présente des connexions intimes avec le testicule, mais qui n'affecte aucun rapport avec le canal inguinal; nous n'avons pas affaire à une tumeur herniaire, ni à une tumeur du testicule proprement dite.

Elle présente la forme et le volume d'un petit œuf de poule, mobile dans les bourses, mais adhérente par sa partie inférieure avec le testicule qui en suit les mouvements; la peau glisse sur elle, aussi bien que les autres feuillets qui constituent les bourses ; le palper y découvre de la fluctuation et ne détermine aucune douleur; nous savons qu'il n'y en a jamais eu.

La surface de la tumeur, régulière et arrondie, est tout à fait libre en haut, mais en bas, elle adhère intimement au testicule qui se déplace avec elle ; on peut, par la palpation, isoler très nettement à la partie antéro-inférieure du scrotum, une petite masse ovoïde élastique, glissante, au niveau de laquelle la pression détermine cette douleur énervante du testicule comprimé ; on sent l'épididyme remontant un peu sur la paroi externe de la tumeur: la paroi interne de celle-ci est en rapport avec les éléments du cordon qui s'éparpillent sur elle. La transparence de la tumeur est parfaite, la partie inférieure des bourses ne laisse pas traverser les rayons lumineux: le testicule est situé à la partie antéro-inférieure. Nous avons affaire à une poche kystique siégeant au-dessus de la vaginale, dans le voisinage de l'épididyme.

Du côté droit, le testicule est également surmonté d'une tumeur plus petite, présentant quelques différences avec celle du côté opposé, elle est plus rénitente, lobulée en quelque sorte : la fluctuation et la transparence existent, mais moins parfaites. L'épididyme normal dans sa portion caudale semble au niveau de sa tête se confondre avec les parois du kyste. C'est en vertu de son moindre volume, de sa dureté plus grande et de sa consistance lobulée que M. Desprès porte le diagnostic de kyste spermatique, n'étant pas aussi affirmatif sur la nature du kyste qui surmonte le testicule gauche.

23 juillet. Ponction des deux kystes, suivie d'injection iodée.

Celui du côté gauche renfermait 80 gr. environ d'un liquide clair, transparent et citrin, c'est le liquide de l'hydrocèle ordinaire.

A droite, au contraire, deux cuillerées de liquide opalin lactescent, dans lequel le microscope a démontré l'existence de spermatozoïdes vivaces.

Les suites de l'opération furent heureuses, le mouvement fébrile peu intense : 38°,4 fut la température la plus haute qui fut observée ; notons cependant que les douleurs furent bien plus vives à droite qu'à gauche.

Le malade partit pour Vincennes le 11 août, conservant au-dessus de chaque testicule, à la place des kystes ponctionnés, une induration notable.

Ce qui nous frappe dans cette observation, c'est de voir des kystes développés à la partie supérieure des bourses, présentant de telles analogies cliniques, affecter au contraire des différences si notables dans la nature de leur contenu ; il y a donc dans cette region des kystes séreux, et non plus seulement des kystes spermatiques, et le chirurgien qui ponctionne un kyste de cette région ne doit plus s'attendre toujours à voir la ponction donner issue à ce liquide opalin et lactescent, caractéristique de la présence des zoospermes.

Le travail que nous entreprenons a pour but d'étudier les hydrocèles enkystées au-dessus de la vaginale, séreuses et spermatiques, dont l'histoire est mal connue ; l'étude de la pathogénie demandera pour chacune de ces variétés un chapitre séparé : nous réunirons ensuite dans une même description celle de leurs symptômes qui, on l'a vu plus haut, ne diffèrent pas; de leur diagnostic, de leurs complications et de leur marche; nous ne parleron du traitement que pour faire ressortir une fois de plus l'excellence de la ponction suivie d'injection iodée.

HYDROCÈLES ENKYSTÉES SÉREUSES. (*Pathogénie.*)

Les recherches de MM. Curling et Gosselin ont attir l'attention du monde médical sur ces productions kystiques qui apparaissent au-dessous de l'épididyme, et dont le volume dans certains cas nécessite l'intervention chirurgicale ; mais leur description se rapporte aux kystes spermatiques et non pas à cette variété qui renferme un liquide citrin analogue à celui de l'hydrocèle ordinaire. L'histoire des kystes séreux sus-vaginaux n'est guère mentionnée dans les ouvrages classiques, les cas en sont rares, et il faut reconnaître qu'ils sont bien moins fréquents que ceux qu'étudiaient MM. Curling et Gosselin. Toujours est-il, cependant, que la région est admirablement conformée pour la genèse de ces collections liquides à contenu séreux : la constitution anatomique du cordon et de l'épididyme se prête parfaitement à leur développement.

Etant donné un kyste situé à la partie tout à fait inférieure du cordon spermatique, il est souvent difficile de dire si on a affaire à un kyste dépendant de l'épididyme ou du cordon lui-même, et il se peut qu'une partie des kystes séreux sus-vaginaux ait pour point de départ le cordon. Un kyste qui se développera à sa partie inférieure simulera tout à fait un kyste de l'épididyme, et se présentera à l'observation avec les mêmes signes cliniques.

N'oublions pas que tous les éléments qui composent le cordon sont enveloppés dans tout leur trajet d'une gaine celluleuse propre et de plus, séparés les uns des autres par une couche abondante de tissu conjonctif. On trouve bien mentionnée dans les auteurs cette variété d'hydrocèle enkystée du cordon extra-inguinale, dans laquelle on sent distinctement le testicule et son épididyme au-dessous de la tumeur; mais que le kyste apparaisse et grandisse dans ce point où les vaisseaux et nerfs pénètrent dans le testicule ou en sortent, cette hypothèse n'est pas inadmissible, et expliquerait une partie des kystes séreux observés en cet endroit. Ne sont-ils pas bien placés de manière à empiéter sur la tunique vaginale, tout en continuant de surplomber le testicule ? Leur paroi interne sera en rapport avec les éléments du cordon, leur paroi externe avec l'épididyme qui recouvrira une partie de leur surface.

Quant aux kystes séreux de l'épididyme proprement dits, la chose est certaine : leur existence a été reconnue, surtout à l'autopsie. Les hydrocèles enkystées simulant à un examen superficiel l'hydrocèle de la tunique vaginale, de la variété séreuse, existent : les unes siègent dans le cordon à sa partie inférieure, ce sera la première classe; dans une seconde classe, nous rangerons celles qui affectent avec l'épididyme des rapports de continuité plus parfaits, et qui en dépendent plus absolument.

I. — Les kystes de l'extrémité inférieure du cordon présentent dans leur pathogénie de nombreuses variétés.

Tantôt ils doivent leur origine à une oblitération partielle ou incomplète du prolongement péritonéal qui accompagne le testicule à l'époque de sa descente dans les bourses.

L'oblitération au lieu de se former sur tout le parcours du conduit peut ne se faire qu'en certains points déterminés : il en résulte des espaces libres, des portions de canal non obliterées qui forment des espèces de cavités fermées de toutes parts.

On comprend que si à un moment donné elles deviennent le siège d'un épanchement, elles puissent donner lieu à une tumeur ; cette tumeur sera ce qu'on appelle l'hydrocèle enkystée du cordon.

Cloquet a montré dans ses dissections la réalité de l'existence de ces cavités par suite de l'incomplète oblitération du conduit : il a vu de ces petites cavités oblongues, fusiformes, à parois minces et élastiques et dont l'intérieur était humecté par une rosée séreuse qui va toujours en s'accumulant.

Brugonne et Scarpa, cités par Mœckel, ont rencontré également de petites poches isolées, qu'ils ont prises pour des vestiges parfaitement reconnaissables du conduit péritonéo-vaginal. MM. Gosselin et Richet ont fait la même observation.

Il est donc facile de comprendre que sous l'influence du frottement ou de toute autre cause, du liquide puisse s'accumuler dans les débris du canal, et constituer une des variétés des kystes de la partie inférieure du cordon.

Quelques-uns de ceux-ci pourraient avoir encore une autre origine. Bégin croit qu'ils peuvent être dus à un sac herniaire oblitéré à son sommet, dans lequel se fait un épanchement séreux ; le même auteur affirme encore que la plupart des hydrocèles enkystées du cordon se forment dans la région inguinale et descendent ensuite vers le scrotum.

Ou bien faut-il admettre cette explication donnée par

Haller, Morgagni et Velpeau, par laquelle ils n'ont, je le pense bien, voulu expliquer qu'une partie de ces kystes, à savoir qu'ils peuvent se developper dans le tissu cellulaire du cordon comme dans toute autre région celluleuse du corps? Une gouttelette de sérosité s'épanche dans le tissu cellulaire, cette gouttelette crée alors une petite vacuole; une ou deux, cent gouttelettes s'ajoutent à la première, et les parois de l'interstice cellulaire de la vacuole primitive se distendent, s'agrandissent par refoulement, par tassement des tissus voisins, à mesure qu'elles sont allongées, étalées par l'accumulation de liquide dont elles se remplissent.

Différents par leur origine, ces kystes se ressemblent presque tous par une enveloppe formée de tissu cellulaire refoulé, désorganisé, et qui s'est pour ainsi dire identifié avec les parties environnantes, au milieu desquelles ils forment une cavité dont les parois sont plus ou moins épaisses suivant l'ancienneté du produit pathologique. La dernière théorie que nous avons mentionnée n'est pas admise par la totalité des anatomopathologistes : quelques-uns ne croient pas à la formation spontanée de beaucoup de kystes, et ne consentent que bien difficilement à ranger ces productions dans les néoplasmes. Les kystes adventifs, kystes néogènes, ne sont donc plus admis par tous, entre autres par M. Verneuil qui est porté à agrandir de plus en plus le cadre des kystes dits préexistants, c'est-à-dire résultant tout simplement d'une accumulation de liquide dans une cavité préparée à l'avance pour la recevoir. Le kyste n'est plus dès lors, comme il le dit lui-même, qu'un accident de l'hypertrophie glandulaire ou tubaire qui lui est antérieure.

Ceci nous amène insensiblement à dire un mot des recherches modernes, entreprises par MM. Follin, Verneuil et Giraldès : une grande partie des kystes du cordon et de l'épididyme se forme dans les restes du corps de Wolf, c'est-à-dire les vasa aberrantia, le corps inommé, et l'hydatide, et ces kystes seraient tout à fait analogues à ceux que l'on rencontre dans le ligament large chez la femme, et dont le siège réside dans l'organe de Rosenmuller, lequel, comme on le sait, représente chez la femme les vestiges du corps de Wolf.

A Follin revient véritablement l'honneur d'avoir indiqué cette origine possible de l'hydrocèle enkystée du cordon.

M. Verneuil, après lui, a soutenu et développé cette opinion.

C'est donc à tort que M. Giraldès dans sa note lue à la Société de chirurgie (1858) oublie de mentionner les travaux antérieurs de ses deux collègues.

Ceux-ci d'ailleurs, dans la même séance, n'ont pas manqué de réclamer contre le silence de leur collègue, lequel semblait vouloir s'attribuer le mérite et la priorité de cette opinion.

Dans sa thèse inaugurale (1850, p. 40) Follin dit : Les injections du testicule que j'ai faites m'ont entièrement convaincu de l'existence dans la tête de l'épididyme d'un appareil composé de plusieurs vaisseaux qui sont comparables aux diverticulums de Rosenmuller.

Ces canaux sont ordinairement au nombre de sept à dix, ils sont flexueux, contournés sur eux-mêmes, et terminés en cul-de-sac.

Souvent ils forment un faisceau qui se détache de la tête de l'épididyme ; mais sur des testicules non encore disséqués, il est facile de voir qu'ils font corps avec le reste des vaisseaux efférents; l'enveloppe fibro-séreuse qui recouvre la tête de l'épididyme les englobe aussi et les circonscrit.

Sur des fœtus, l'organe génital et son conduit étaient enveloppés par une gaine peritonéale. Vers l'extrémité supérieure du conduit plissé, on observait un amas jaunâtre sans forme bien distincte; mais, en écartant à l'aide d'aiguilles la gaine péritonéale qui recouvrait cet amas, il était facile de constater qu'il s'agissait là de lignes parallèles, jaunâtres, formées par des tubes terminés en cul-de-sac, lesquelles, au nombre de sept, convergeaient vers un point commun, le hile du testicule.

Les cônes diverticulaires de l'épididyme sont des canalicules des corps de Wolf et le vas aberrans le reste du canal excréteur.

Il semble que la pathologie soit aussi appelée à donner sa sanction sur ce point et à confirmer les faits anatomiques. On sait déjà que nous avons noté sur le trajet de l'organe de Rosenmuller, des kystes dus au développement des canalicules par un épanchement séreux dans leur intérieur.

Ce fait incontestable chez la femme, puisqu'on voit les canalicules de Rosenmuller se renfler, puis reprendre leur calibre normal, se reproduit aussi chez l'homme.

Arrivé par ses recherches antérieures à étudier les kystes si fréquents au niveau de la tête de l'épididyme, M. Gosselin en a fait connaître avec un grand soin les rapports et la structure intime, tant celle de leurs parois que de leur contenu.

Un fait qui l'a frappé, c'est que certains de ces kystes ne contiennent jamais de spermatozoïdes; leur liquide d'aspect varié, le plus souvent citrin, n'en a jamais montré à l'observation ; leur position est celle des vasa aberrantia, car M. Gosselin a vu qu'ils se développaient à l'extrémité libre de la tête de l'épididyme.

Ast. Cooper n'était pas éloigné de penser que ces kystes pourraient bien être dus à la dilatation partielle de certains canaux séminifères, mais M. Gosselin fait avec juste raison remarquer que dans ce cas les kystes contiendraient des spermatozoïdes; or, il n'en a pas trouvé.

La position des vasa aberrantia n'explique-t-elle pas très bien la fréquence plus grande des kystes au niveau de la tête de l'épididyme? Leur origine donne alors la raison de l'absence de spermatozoïdes. Cette opinion, si nettement formulée, a été amplifiée dans un mémoire lu à la Société de chirurgie, en 1852, par M. Verneuil : « Le corps de Wolf, dit celui-ci, s'atrophie vers le quatrième mois de la gestation, mais laisse pendant toute la durée de la vie des débris connus chez la femme sous le nom d'organes de Rosenmuller, et situés dans l'épaisseur du ligament large.

Chez l'homme, ils constituent un amas de canaux placés vers la tête de l'épididyme, et dont dépendent le vas aberrans et l'hydatide de Morgagni.

Les culs-de-sac glandulaires sont susceptibles de se distendre par suite d'une accumulation de liquide, et donnent naissance à des kystes du ligament large, ou à des kystes du testicule. »

Arrivons au travail de Giraldès :

« En avant, dit-il, du paquet veineux qui se rend au testicule et dans l'espace compris entre l'épididyme et le point où la tunique vaginale se réfléchit pour former le sac séreux, il existe un organe formé d'une série d'agglomérations composées tantôt de vésicules de forme variée, de tubes variqueux, ou bien de vésicules et de tubes réunis, placés dans le tissu cellulaire sous-séreux qui lui fournit de nombreux capillaires.

Ces petites masses ont de trois à quatre millimètres d'étendue ; les vésicules et les tubes sont tapissés d'un épithélium analogue à celui des tubes séminifères, et sont remplis par un liquide tenant en suspension de nombreuses granulations. »

Ce corps, qu'il appelle innominé, se rencontre au moment de la naissance ; on le retrouve chez l'adulte et le vieillard.

A priori, la présence dans le cordon d'un corps formé de tubes et de vésicules d'apparence glandulaire, laisse supposer qu'il puisse être l'origine de productions kystiques du cordon.

L'analogie plaide en faveur de cette hypothèse; l'organe de Rosenmuller que la ressemblance de structure et d'origine montre comme l'analogue du corps innominé, est souvent le siège de ces dilatations, et on rencontre très souvent dans le ligament large des kystes dus à cette dilatation.

«L'observation m'a d'ailleurs confirmé ce que l'analogie m'avait fait supposer : maintes fois, j'ai rencontré dans le cordon spermatique des enfants, des tumeurs kystiques du volume d'un grand pois, dues à la dilatation des tubes et des vésicules du corps innominé. J'ai rencontré des faits du même genre chez les adultes et même chez les animaux. »

Dans ce mémoire, Giraldès se contentait d'attribuer

à cette origine une partie seulement des hydrocèles enkystées du cordon.

Dans un travail ultérieur, publié dans le Journal de physiologie de Brown-Séquard (janvier 1861), il est devenu plus exclusif, et sa conclusion dernière est que l'organe tubuleux formé par les rudiments du corps de Wolf, est le point de départ, l'origine des tumeurs du cordon connues sous le nom d'hydrocèles enkystées.

En résumé, pour être juste, nous pouvons dire avec M. Broca :

I. — Follin a le premier démontré la formation de kystes dans les vasa aberrantia. M. Verneuil a développé cette opinion ; Giraldès a reconnu que les débris du corps de Wolf ne sont pas limités au voisinage de l'épididyme, et il en a découvert plus haut, ce sont ces derniers qu'il a baptisés du nom de corps innominés, tubes wolfiens, dispersés dans le tissu conjonctif de la partie inférieure du cordon.

Voilà, je pense, réunies ici, bien des théories capables d'expliquer le mode de formation de tumeurs liquides séreuses au-dessus de la glande testiculaire : la dernière que nous venons d'exposer, et qui, comme on l'a vu, repose sur des faits anatomiques dont Malgaigne n'avait pu tirer parti à l'époque où il écrivait sa thèse pour le concours d'agrégation (1848), me semble devoir expliquer une grande partie des kystes que l'on rencontre dans cette région. Que ces kystes dépendent de la tête de l'épididyme ou de la partie inférieure du cordon, elle explique leur formation et la théorie des kystes préexistants trouve ici un argument en sa faveur.

II. — Mais il n'est pas jusqu'à l'épididyme lui-même

qui, par les détails de sa structure anatomique, ne se prête à la genèse de ces collections enkystées.

On sait que la partie antérieure du canal de l'épididyme n'est pas appliquée immédiatement sur le testicule, qu'elle en est séparée par une partie intermédiaire qui n'est autre qu'une réunion de conduits au nombre de 10 ou 12 qui partent du *rete testis*, traversent la tunique albuginée et se rendent à la tête de l'épididyme : ce sont les vaisseaux efférents, encore appelés cônes efférents, cônes vasculaires. Ils sont formés par un seul conduit qui se pelotonne de plus sur lui-même à partir de son origine, de façon à présenter la forme d'un cône dont le sommet répond au corps d'Highmore et la base à l'épididyme.

Chaque cône offre une longueur de un centimètre et demi environ et, détail important, tous plongent durant leur trajet au sein d'une couche celluleuse lâche ; de telle sorte que pour les découvrir, dit M. Tillaux, une fois la tunique vaginale enlevée, il suffit d'écarter le tissu cellulaire avec des pinces.

Cette disposition anatomique permet d'expliquer une partie des kystes qu'on observe en cet endroit, siégeant toujours comme ceux de la partie inférieure du cordon en dehors de la vaginale, mais dans certains cas si voisins du testicule que cet organe paraît confondu avec eux et accolé à leur surface.

Ce tissu cellulaire si lâche qui abonde en cette région ne peut-il favoriser le développement de productions enkystées ? ou bien faut-il voir dans la dilatation de conduits préexistants une cause plus probable des kystes de l'épididyme ?

MM. Gosselin et Luschka ont bien étudié le mécanisme des oblitérations de ces conduits qui se rendent à la tête de l'épididyme, et pour eux, le seul fait d'une inflammation antérieure, d'une épididymite blennorrhagique ou autre, suffirait pour oblitérer un ou plusieurs de ces cônes efférents, ce qui constituerait une cause prédisposante pour l'apparition d'un kyste futur.

Le prolongement que certains kystes envoient dans la tête de l'épididyme, comme on le verra plus bas dans la description de quelques pièces anatomiques, ne pourrait se comprendre autrement.

Il est vrai que dans ces kystes, ceux que nous étudions en ce moment, le liquide intérieur ne ressemble pas à celui que M. Gosselin y a trouvé : il est citrin, et transparent, au lieu d'être blanchâtre opalin, trouble, ce qui est la caractéristique des hydrocèles enkystées spermatiques, mais il me semble que la difficulté peut disparaître devant un examen plus approfondi ; j'ai en vue, actuellement, les kystes qui apparaissent chez les individus avancés en âge.

La courte discussion dans laquelle nous allons entrer trouverait plutôt sa place dans l'histoire des kystes spermatiques ; mais comme elle nous est d'une grande utilité pour expliquer la variété séreuse de quelques hydrocèles enkystées, nous demandons au lecteur la permission d'exposer ici quelques réflexions qui pourront paraître déplacées, mais qui en réalité sont exigées par les besoins du sujet.

L'aspect particulier du liquide qui remplit un kyste spermatique, point sur lequel nous reviendrons en temps et lieu, est dû à la présence d'une quantité plus ou moins grande de zoospermes, privés de vie le plus souvent, mais parfaitement conservés et faciles à reconnaître à l'examen microscopique.

A l'époque de son début, dans certains cas, le kyste est formé par une accumulation de sperme : la sérosité vient s'ajouter à la partie soluble de ce liquide, mais les zoospermes n'ont pu être absorbés et sont restés flottants dans l'intérieur du kyste dont le liquide a gardé sa coloration caractéristique.

Pour en revenir à certains kystes séreux, que nous voyons apparaître chez les vieillards, le liquide est transparent, citrin et le microscope n'y découvre pas d'animalcules; mais on n'en trouve pas davantage dans l'intérieur du canal déférent, ce qui est facile à comprendre vu l'âge avancé du sujet.

Malgré l'absence de spermatozoïdes, la sécrétion testiculaire n'en continue pas moins chez les vieillards : on conçoit très bien que le kyste épididymaire ait pu se produire à la suite d'une oblitération postérieurement à l'abolition de la puissance génératrice, et que ce kyste, d'origine spermatique, ne contienne pas de zoospermes, que ce soit en un mot un kyste séreux.

Il est enfin une variété de kystes séreux sus-vaginaux qui reconnaissent une autre origine, hydrocèles enkystées non plus de l'épididyme, mais autour de l'épididyme ; cette fois le liquide est contenu dans la vaginale : ce sont, si on le veut, des hydocèles vaginales partielles, localisées à la partie supérieure.

En 1827, Brodie avait entrevu la possibilité du fait. Il arrive quelquefois, dit-il, qu'à la suite d'une inflammation de la tunique vaginale, les parois opposées de cette membrane adhèrent entre elles dans quelques points, de sorte qu'il se fait au-dessus ou au-dessous de cette adhérence une collection de sérosité.

A la suite d'une orchite, dit Velpeau, la tunique vaginale contracte souvent quelques adhérences sous forme de brides, de ponts, de manière que sa cavité soit divisée en plusieurs loges.

Je me demande si la séreuse qui recouvre l'épididyme ne participe pas aux inflammations si fréquentes et variées dont celui-ci peut être le siège : il pourrait se faire alors que les exsudats fibrineux qui se font à sa surface déterminent consécutivement par leur passage à l'état fibreux des adhérences des parois opposées, par le même mécanisme qu'il se fait des adhérences dans la plèvre au niveau d'un morceau de poumon enflammé. Il resterait alors, avoisinant l'épididyme, une cavité séreuse close de toutes parts, distincte de la vaginale, et qui conserverait le pouvoir de sécréter du liquide.

L'anatomie pathologique reste muette à ce sujet, je ne fais qu'émettre une hypothèse qui ne me semble pas invraisemblable, et qui expliquerait certaines hydrocèles épididymaires.

Les descriptions de kystes séreux sus-vaginaux, faites d'après l'examen de pièces anatomiques, sont rares : on lira ci-après celles que nos recherches nous ont fait découvrir; nous prévenons le lecteur que les rapports n'y sont pas toujours indiqués avec toute la précision désirable. Brodie, est, je crois, le premier qui ait laissé une observation d'hydrocèle enkystée à liquide séreux : nous extrayons des *Arch. de médecine* de 1827, le passage qui a trait à la question.

Observation. — Un jeune homme affecté d'une hydrocèle enkystée de la partie inférieure du cordon entra à l'hôpital Saint-Georges pour une autre maladie, et fut placé dans le service de médecine où il mourut. Je trouvai à l'autopsie cadavérique que la tumeur était formée par un kyste particulier qui ne communiquait pas avec la tunique vaginale. Ce kyste était formé d'une membrane transparente, remplie d'un liquide transparent, situé dans le tissu cellulaire du cordon entre l'artère, la veine spermatique et les canaux déférents. Il avait le volume d'une petite noisette et jouissait d'une grande mobilité dans tous les sens.

Quelques années plus tard, Gerdy donna connaissance à l'Académie d'un kyste volumineux développé en dedans de l'épididyme entre le testicule droit et la vaginale (*Arch. de médecine*, 1838), observation intéressante par les difficultés réelles qui se présentèrent pendant l'opération. L'incision fut faite comme pour l'extirpation d'une tumeur du testicule, mais à peine eut-il donné quelques coups de bistouri que le kyste fut projeté au dehors, entraîné par son propre poids, en tiraillant le cordon auquel il restait suspendu.

La tumeur était confondue avec le testicule, enveloppés tous deux par la tunique vaginale. Le cordon était épanoui à la partie postérieure et remontait assez directement de bas en haut; les veines étaient variqueuses et comme engorgées; extérieurement aucun point de séparation n'apparaissait entre la tumeur et le testicule. Je passe sur le procédé opératoire qui fut employé; finalement Gerdy avait la conviction que le testicule aplati, déformé, n'était qu'adhérent à la tumeur.

Cette union avait lieu sur le bord supérieur et postérieur de l'organe spermatique, en dedans de l'épididyme, lui-même adhérent au kyste ; elle régnait dans l'étendue de deux pouces de longueur sur un et demi de largeur.

Le grand diamètre correspondait à la longueur, et le

petit à la largeur du dos du testicule élargi par l'aplatissement qu'il avait éprouvé.

Le kyste pesait 4 onces, ses parois étaient formées d'une tunique fibreuse, jaunâtre, formée de fibres entrelacées dans diverses directions.

Le liquide avait subi une transformation que nous étudierons au chapitre des complications, il était noirâtre, couleur de café foncé.

M. Cribier, dans une thèse parue en 1851, raconte avoir rencontré à l'autopsie un de ces cas d'hydrocèles enkystées : Je possède encore, dit-il, une pièce anatomique que j'ai recueillie à l'hôpital de la Charité, sur un vieillard mort d'un cancer du rectum dans le service de M. Gerdy. Au-dessus du testicule et de l'épididyme l'on voit deux kystes, dont l'un est du volume d'une grosse noix, et l'autre un peu plus petit. Ces kystes sont placés en dehors de la tunique vaginale qu'ils touchent, et ils se sont développés dans une hauteur de 5 à 6 centimètres au-devant des éléments dissociés du cordon spermatique. Ils renfermaient un liquide jaunâtre, semblable au liquide de l'hydrocèle ordinaire.

En décembre 1851, M. Broca a présenté à la Société anatomique un kyste séreux de l'épididyme, indépenpant, comme le montre la dissection faite par M. Leroux, du canal déférent et des replis de l'épididyme. Ce kyste, du volume d'une grosse amande, citrin, parsemé de quelques vaisseaux répandus à la surface, est placé en dehors de la tunique vaginale, au-dessus de l'épididyme et n'a aucune connexion avec les canaux spermatiques afférents. Au-dessous de lui existe un autre kyste moins volumineux qu'on pourrait croire à tort être l'hydatide de Morgagni.

En mai 1852, M. Broca présenta, au nom de M. Rombeau, un kyste du testicule, recueilli sur un individu qui avait un kyste des reins. Le kyste du testicule est situé à la partie supérieure, au-dessous de l'épididyme, et comme dans le méso-épididyme : il présente cinq à six bosselures, ses parois sont minces. Le liquide qui a été évacué était citrin, et donnait à la tumeur une couleur de sucre d'orge assez caractéristique dans les kystes séreux. La forme du kyste peut être remise en évidence par l'insufflation qui permet de reconnaître qu'il est double, mais que les deux poches communiquent par une ouverture. Ce kyste, par sa position et son volume, ne paraît pas s'être développé aux dépens de l'hydatide de Morgagni ; il ne contenait pas de zoospermes, comme M. Gosselin en a souvent rencontré.

Sur un individu âgé de 70 ans, trouvé dans les pavillons de l'Ecole pratique en 1850, M. Broca raconte qu'on apercevait dans le scrotum, deux tumeurs fluctuantes et transparentes qui par leur situation, leur forme et leurs rapports avec le cordon et le testicule présentaient tous les caractères des hydrocèles simples.

La tumeur du côté droit était beaucoup plus volumineuse que celle du côté gauche. Les deux tumeurs ayant été enlevées et placées sur une table, on continua de croire que c'étaient des hydrocèles simples. Une ponction fut pratiquée à la partie inférieure de la tumeur du côté droit ; il s'écoula trois cuillerées à bouche de sérosité citrine ; mais la tumeur ne s'affaissa pas complètement ; loin de là, elle perdit à peine le quart de son volume. On ouvrit alors la cavité qu'on venait de vider, on trouva que c'était la tunique vaginale.

Un grand kyste plein de liquide, occupant l'extrémité

inférieure du cordon formait le reste de la tumeur, le kyste était adossé à la tunique vaginale, dont il n'était séparé que par une mince membrane. Aucune dépression extérieure n'indiquait la ligne de démarcation entre les deux collections de liquide. Situé en bas et en arrière comme dans l'hydrocèle ordinaire, le testicule ne faisait aucune saillie. Une disposition identique existe sur la tumeur du côté gauche.

Ainsi donc, existence simultanée d'une hydrocèle de la tunique vaginale et d'une hydrocèle enkystée de l'extrémité inférieure du cordon simulant si bien une hydrocèle vaginale que le diagnostic était tout à fait impossible.

Il reste à déterminer la nature des kystes : ils n'avaient pas les mêmes proportions à droite et à gauche.

A droite, le kyste, gros comme un œuf de dinde, se prolonge dans l'épaisseur de la tête de l'épididyme : cette tête distendue par le liquide intérieur forme dans la cavité de la vaginale une saillie globuleuse, demi transparente et grosse comme une petite noix.

On s'assure de la communication qui existe entre la cavité de la tête de l'épididyme et le grand kyste, en faisant une ponction qui les vide l'un et l'autre.

Le liquide qui s'écoule est transparent et citrin comme la sérosité de l'hydrocèle. On découvre alors un second kyste contenu dans le premier, adhérent à la partie antérieure du corps de l'épididyme.

A gauche, le kyste du cordon communique également avec une cavité creusée dans la tête de l'épididyme ; mais il n'existe pas de kyste supplémentaire.

MM. Legendre et Bastien, prosecteurs des hôpitaux, ont rapporté dans la *Gazette médicale* de 1859, un cas remarquable d'hydrocèle enkystée à contenu séreux.

Sur le cadavre d'un homme âgé de 50 ans environ nous avons trouvé plusieurs lésions : il existait deux hernies inguinales, toutes deux obliques; celle du côté droit, très volumineuse, descendait jusqu'au fond du scrotum ; celle du côté gauche, après avoir franchi l'anneau inguinal externe, s'arrêtait au sommet de la région scrotale.

Les bourses étaient très flasques et pendantes, et en examinant attentivement celle du côté gauche, on sentait facilement le testicule, et en l'isolant, on constatait qu'il était surmonté par une tumeur irrégulière, arrondie, globuleuse, aussi volumineuse que la glande elle-même, tenant tout à fait à l'épididyme dont on peut sentir la saillie, et paraissant faire corps avec lui.

Ayant ouvert la tunique vaginale, on la trouva parfaitement saine, tout à fait libre autour du testicule qui affectait une position normale ; elle ne renfermait aucune trace de liquide. Le cordon présentait autour de ses éléments un tissu cellulaire graisseux assez abondant.

Immédiatement au-dessus de la tête de l'épididyme, se prolongeant un peu sur le corps, on trouvait un kyste de la grosseur d'un œuf de pigeon, à parois minces, transparentes, situé tout à fait en dehors de la tunique vaginale dans laquelle il proémine; il renfermait de la sérosité trouble et beaucoup d'albumine.

La face interne de ce kyste était lisse, tout à fait analogue à une membrane séreuse, et la poche se prolongeait jusqu'au niveau de la partie moyenne de l'épididyme. Il n'existait aucune trace de communication entre cette poche accidentelle et la cavité vaginale du testicule.

C'est là évidemment un cas de kyste de la tête de l'épididyme ; les connexions intimes de la poche avec l'épididyme, sa forme, ses rapports doivent faire éloigner l'idée d'une poche kystique résultant d'un ancien sac herniaire oblitéré, quoiqu'il existât une hernie inguinale double chez ce sujet; de plus et du côté du kyste, la hernie inguinale n'était pas descendue encore dans la région scrotale.

Nous avons trouvé dans la *Gazette des hôpitaux* du 7 août 1866, quelques lignes du Dr Christot, relatives à une hydrocèle enkystée de l'épididyme rencontrée à l'amphithéâtre, et sur laquelle il ne peut donner de renseignements cliniques très complets.

Elle était située au-dessus du bord supérieur du testicule en avant et en dehors de cet organe, qui est refoulé en bas et en arrière, au-dessous de la tête de l'épididyme qui est séparé du testicule à ce niveau.

Elle appartient donc à cette classe de kystes que Gosselin a désignés par rapport à leur siège sous le nom de kystes sous-épididymaires. Son volume dépasse celui d'un œuf de poule. Son grand diamètre dirigé dans le sens transversal 0,07 centimètres. La paroi est irrégulière, épaisse de 2 à 3 millimètres, composée çà et là de fibres cartilagineuses et ostéo-cartilagineuses.

Sur certains points, elle est adhérente aux tuniques ambiantes qui sont fortement épaissies. L'incision en a évacué un liquide citrin, non albumineux, non lactescent, légèrement hématique. La face interne incomplètement lisse, possède un revêtement épithélial à cellules pavimenteuses, mais très irrégulières, manquant sur beaucoup de points.

La tête de l'épididyme fait saillie à la partie postérieure de cette poche; elle est augmentée de volume. Testicule sain, vaginale complètement adhérente. Seul renseignement; il y a six ans, le sujet a eu une violente inflammation des bourses diffuse. A cette époque, il n'avait pas encore sa tumeur, qui selon toute apparence s'est développée sous l'influence de cette inflammation.

J'ai trouvé, dit M. Verneuil, sur un cadavre un kyste péritesticulaire : j'en dirai deux mots parce que son volume l'emporte de beaucoup sur celui des vésicules liquides observées par M. Gosselin (petits kystes de M. Gosselin), dans lesquelles l'absence de spermatozoïdes est constante.

Sa grosseur, en effet, égale celle d'une aveline, et je ne doute pas qu'elle n'eût été perceptible au toucher, à travers les téguments. Il soulevait la séreuse qui donnait un aspect uni à sa surface et était d'un rose foncé, un peu fluctuant. La dissection montra qu'il était situé sous la séreuse et accolé à la tunique fibreuse. Cependant il n'adhérait ni à cette membrane, ni au testicule, ni à l'épididyme : un tissu cellulaire lâche l'entourait et permettait de l'enucléer.

Le kyste, vidé par une ponction, s'affaissa; il était uniloculaire : ses parois, très minces, avaient une structure semblable à celle décrite par M. Gosselin.

Le liquide et la face interne de la poche offraient à l'examen microscopique des débris de cellules, les caractères histologiques ne sont donc pas concluants, le sujet était du reste très avancé.

Mais ce qui rend le fait plus probant, c'est l'indépendance du kyste, l'absence des spermatozoïdes, sa position dans le point précis où se rencontrent les débris du corps de Wolf; la cavité de la séreuse vaginale était presque effacée par des adhérences révélant un travail phlegmasique ancien.

M. Gosselin qui a étudié d'une façon particulière les causes d'oblitération des voies spermatiques a présenté, en 1850, à la Société de biologie, un kyste séreux de la tête de l'épididyme, qui par son développement avait déplissé et allongé les vaisseaux efférents au point que ceux-ci avaient fini par disparaître, et qu'il y avait consécutivement interruption complète entre l'épididyme et le testicule ; nous relatons ce cas, non pas dans le but particulier de M. Gosselin, mais seulement comme observation intéressante d'hydrocèle enkystée à contenu séreux ; les rapports de ce kyste y sont décrits avec tant de précision, qu'il mérite à coup sûr la place que nous lui donnons dans ce travail.

Sujet de 40 à 45 ans, porteur dans le côté droit du scrotum d'une tumeur volumineuse qu'on pouvait prendre au premier abord pour une hydrocèle ordinaire. En examinant de plus près, on reconnaissait que le testicule était distinct de la tumeur, et qu'il n'était pas entouré de tous côtés par le liquide. La poche kystique, grosse comme une orange, se trouve au bas du cordon, tout près de son insertion, sur le bord postérieur du testicule, entre ce dernier et l'épididyme qui est soulevé par elle et comme confondu avec elle. La partie interne était tapissée par la tunique vaginale dont le feuillet droit se trouvait refoulé vers sa cavité.

La partie inférieure était en contact avec le bord supérieur du testicule, la supérieure avec l'épididyme : connexion curieuse, en effet, l'épididyme n'avait conservé sa position naturelle sur le testicule qu'au niveau de sa queue ; à partir ce ce point et jusqu'à sa partie antérieure, il s'éloignait de plus en plus soulevé qu'il était par la tumeur interposée entre les deux organes. Vers la partie antérieure, l épididyme se confondait avec la paroi de la poche, et il était presque impossible de le reconnaître. J'ai pratiqué une ponction, dit-il, il est sorti du liquide citrin, sans spermatozoïdes. Convaincu par ses recherches antérieures que les gros kystes développés en cet endroit contenaient un liquide trouble, rempli de spermatozoaires, M. Gosselin ne vit pas sans étonnement ce liquide séreux, dépourvu de zoospermes; il y a donc, dit-il, au-dessous de la tête de l'épididyme, deux espèces de grands kystes : les uns provenant de quelque lésion des vaisseaux efférents et contenant des spermatozoaires, les autres, simplement celluleux et renfermant le même liquide que l'hydrocèle ordinaire.

Puis survient dans l'observation, la description des désordres dus au siège même de ce kyste, l'oblitération consécutive des voies spermatiques, sur lesquels nous reviendrons à propos du pronostic.

La conclusion à tirer de la lecture de ces observations, est tout d'abord que les hydrocèles enkystées séreuses ne communiquent pas avec les voies spermatiques, pas plus avec les canaux séminifères qu'avec le conduité pididymaire et les cônes efférents; leur paroi est le plus souvent mince, transparente, leur contenu citrin, dépourvu constamment de spermatozoïdes.

Placée sur la table anatomique, l'examen superficiel ne fait découvrir dans cette loge du scrotum qu'une augmentation de volume analogue à celle que produirait un épanchement dans la tunique vaginale ; mais qu'on y regarde de plus près, le testicule est à la partie inférieure, parfaitement isolable et nullement entouré par le liquide ; il est surmonté, comme coiffé d'une tumeur souvent irrégulière, et plus volumineuse que la glande elle-même.

Tantôt développé entre l'extrémité inférieure du cordon et l'épididyme, suivant que dans son développement il proéminera du côté interne, le kyste séreux sus-vaginal dissociera les éléments du cordon; repoussant l'épididyme et l'appliquant sur le testicule, si au contraire la distention graduelle de la tumeur le porte vers le côté externe.

Tantôt, et c'est le cas le plus commun, il apparaît entre l'épididyme qui le recouvre et le testicule sur lequel il repose, écartant ces deux organes, et paraissant envoyer un prolongement dans le tissu cellulaire qui entoure de toutes parts les cônes efférents. Mais dans tous les cas, quelle que soit son origine et son point de départ apparent, il forme une cavité distincte de la cavité de la tunique vaginale qu'il surmonte, et vis-à-vis de laquelle il affecte une indépendance complète.

Nous allons rapprocher de l'étude de la pathogénie des kystes séreux sus-vaginaux, celle de la pathogénie des kystes spermatiques, entre lesquels la parenté est visible en certains cas du moins; car, comme on le verra dans le courant du chapitre suivant, l'apparition d'un kyste séreux peut très bien n'être que la première étape de ce qui a été appelé par M. Marcé (1856) hydrocèle enkystée spermatique, ou plus simplement kyste spermatique.

On se rappelle que le malade dont on a pu lire l'observation en tête de cette thèse, était porteur à gauche d'une tumeur plus petite que celle du côté droit, et lobulée : la ponction en fit sortir non plus comme à droite un liquide clair et citrin, mais un liquide lactescent et légèrement opalin.

Le microscope nous y a fait découvrir des spermatozoïdes en pleine activité et des cellules épithéliales ; la densité du liquide était de 1008, réaction faiblement alcaline ; la chaleur ne nous a donné aucune coagulation, mais nous avons obtenu un léger trouble avec l'alcool et l'acide nitrique. Nous noterons la présence dans ce liquide d'une quantité assez notable de chlorure de sodium, sel dont le sperme normal ne contient que des traces infinitésimales.

Le liquide a été conservé dans un flacon ; à l'état de repos, il est limpide et incolore comme s'il avait été filtré, mais le fond du flacon est tapissé d'une couche assez épaisse d'un blanc bleuâtre, qui ne serait que les débris des spermatozoïdes morts ; vient-on à agiter le liquide, ce dépôt disparaît, et le liquide reprend tout à fait l'aspect légèrement trouble qu'il avait au moment de la ponction.

Voilà en peut de mots l'énumération des principaux caractères qu'offre le liquide des kystes spermatiques

Le professeur Liston n'est pas, comme on se plait à le répéter, le premier qui ait découvert dans le liquide de l'hydrocèle des animalcules spermatiques ; car s'il faut en croire la thèse de Letellier (1840), M. Velpeau avait, peu de temps auparavant, reconnu leur présence dans la sérosité d'une hydrocèle accompagnant une orchite; or les recherches du chirurgien anglais ne datent que de 1843. (Liston, Medico-chirurgical Transactions, tome XXVI, p. 216.

Comme on le pense bien, les explications pour rendre compte de ce phénomène ne manquèrent pas.

Tout d'abord, on l'a attribué à la formation d'un sac hydropique formé, non pas par la tunique vaginale, mais bien par la membrane muqueuse de l'un des conduits séminaux, membrane qui se serait dilatée comme cela a lieu dans la grenouillette par exemple. Mais cette opinion ne pouvant rendre compte de tous les faits observés, on a supposé que la présence des spermatozoïdes était due à la lésion du testicule pendant la ponction de la tumeur ; ainsi pensèrent Lloyd et Childs (Med. chirurgical Transactions, t. XXVI, p. 368), et Velpeau du moins pendant un temps de sa vie chirurgicale.

Puis vint Macdonell (London med. Gaz., vol. XLIV) pour lequel ce phénomène n'était dû qu'à une simple dilatation de l'un des conduits séminaux, laquelle dilatation parvenait au point d'amener une rupture qui versait la liqueur spermatique dans la tunique vaginale ; alors, tantôt cet épanchement ne modifiait en rien les fonctions de la membrane ; tantôt cette dernière s'irritait au contact de la matière qui lui était étrangère : elle sécrétait davantage de fluide, et l'on voyait se développer secondairement une hydrocèle de la tunique vaginale.

En un mot, l'opinion la plus répandue vers 1854, était qu'on se trouvait en présence non pas de kystes, mais simplement d'hydrocèles vaginales dans lesquelles le trocart ou la lancette du chirurgien, ou bien encore la rupture spontanée dans la tunique vaginale d'un conduit séminifère dilaté, avaient amené des spermatozoïdes. Cette théorie a été remise au jour dans une thèse passée à Strasbourg (Thinus, 1866).

Il appartenait à Curling, et à M. Gosselin le savant annotateur de l'ouvrage du premier, de démontrer que cette opinion ne peut aisément se défendre. Ils acquirent la conviction, par l'examen anatomique direct, que ces spermatozoïdes n'occupaient pas la vaginale propre, mais qu'ils étaient contenus dans des cavités particulières qui se trouvaient dans la plupart des cas à l'extrémité supérieure du testicule, à la naissance de l'épididyme, qui partaient de là pour faire saillie dans la cavité de la vaginale où elles formaient des vésicules proéminentes.

En effet, pour M. Gosselin, les chirurgiens qui ont observé sur le cadavre des spermatozoïdes dans les hydrocèles ont toujours rencontré ces hydrocèles parfaitement enkystées et indépendantes de la vaginale, tandis que Lloyd, Childs et Velpeau ne s'appuyaient que sur des faits cliniques, des opérations faites pendant la vie.

De là cette conclusion : puisque les kystes de l'épididyme sont susceptibles de prendre pendant la vie un accroissement assez considérable pour qu'il soit impossible de les distinguer des hydrocèles vaginales, il pourrait se faire que cette erreur eût été commise dans les cas des chirurgiens cités plus haut, et qu'ils eussent en réalité ponctionné un kyste en croyant ponctionner la tunique vaginale.

Les cas d'hydrocèles enkystées spermatiques trouvés à l'autopsie sont bien plus rares encore que les hydrocèles enkystées séreuses ; les bulletins de la Société anatomique, qui sont un adjuvant si utile pour les recherches anatomo-pathologiques, n'en contiennent guère d'exemples.

Au mois d'octobre 1846, M. Gosselin trouva sur un testicule droit un kyste gros comme une noix un peu forte ; il était placé au-dessous de l'épididyme entre ce corps et le bord supérieur du testicule ; il injecta le testicule, rien n'arriva dans la poche.

En mai 1847, sur le testicule droit également, il trouva un kyste gros comme une petite noix, c'était un kyste bien circonscrit, renfermant un liquide opalin et des spermatozoïdes comme le précédent.

Les bulletins de la Société anatomique de 1858 nous rapportent l'observation d'un sujet de 69 ans, mort à l'hôpital Lariboisière d'un abcès par congestion venant d'une carie vertébrale : Testicule droit surmonté d'une tumeur plus grosse qu'un œuf de poule, tumeur à trois bosselures, faisant corps avec l'épididyme. Elle existe depuis huit ans, sans avoir causé ni gêne, ni douleur. La même chose du côté gauche, mais plus petite. M. Gosselin, qui examina la tumeur, trouva à droite deux kystes indépendants l'un de l'autre qui semblaient dépendre de la tête de l'épididyme et n'étaient pas recouverts par la tunique vaginale.

Dans tous ces kystes, il y avait un liquide louche et un peu lactescent, et des animalcules spermatiques.

En juin 1855, M. Marcé présenta une pièce qui lui avait été communiquée par M. Guyot, interne à Saint-

Antoine, et qui avait été recueillie sur un homme de 60 ans, mort de pneumonie. C'est un kyste testiculaire dont le liquide contient des zoospermes. Le kyste intermédiaire à l'épididyme et au testicule, est situé à la partie inférieure du cordon, sur lequel il remonte dans une étendue de 3 à 4 centimètres.

Vu par l'intérieur, il présente une cloison perforée dans un point par où l'on pénètre dans une deuxième poche plus petite placée en dedans de la première ; le contenu laiteux renfermait des milliers de zoospermes.

En filtrant, le liquide passait parfaitement transparent et laissait sur le filtre une partie plus trouble qui seule contenait les spermatozoïdes.

Une injection poussée dans le canal déférent a pénétré l'épididyme et en partie les cônes séminifères. On cherche vainement, soit une communication actuelle du kyste avec le testicule, soit une cicatrice indiquant une communication ancienne.

Uhde de Brunswick a eu l'occasion d'examiner le testicule d'un homme âgé de 68 ans, mort d'un charbon, qui portait une hydrocèle. Après avoir incisé avec précaution et couches par couches le scrotum, on tomba sur trois kystes, dont deux se trouvaient dans le corps de l'épididyme.

Le premier de ces sacs était piriforme, bosselé, il avait 4 pouces de longueur sur une épaisseur de 2 pouces et demi ; il contenait huit onces d'un liquide aqueux ; il reposait contre l'épididyme sans communiquer avec lui par aucune ouverture.

Un peu en dehors de ce kyste, au-devant de la portion inférieure du cordon spermatique, se trouvait en dehors de la tunique propre du testicule un second kyste de près de 2 pouces de long sur 3/4 de pouce de large, mince et bosselé, contenant un liquide trouble et blanchâtre. On voyait à sa surface deux vésicules de la grosseur d'un pois, remplies également d'un liquide laiteux. Sa base était munie d'un pédicule, et l'on pouvait pénétrer à l'aide d'une sonde fine dans une ouverture de la grosseur d'une tête d'épingle.

Le troisième kyste situé entre les deux précédents était long de 1 pouce et contenait un liquide couleur d'ambre. On remarquait à sa base trois poches et trois ouvertures dont la plus grande conduisait à une autre poche.

Dans chacun de ces kystes il y avait de l'albumine et des spermatozoïdes, sauf dans le dernier où le liquide était citrin. James Paget rapporte deux ou trois faits analogues à ceux que nous venons de mentionner.

Il reste donc bien acquis que les spermatozoïdes siègent dans le liquide de tumeurs enkystées, et que si parfois on en a trouvé dans la tunique vaginale, c'est qu'il y a eu rupture et épanchement consécutif du kyste, ou bien qu'en ponctionnant une hydrocèle, on aura ponctionné un kyste concomitant.

La question qui se présente à ce moment est encore entourée d'une grande obscurité, nous voulons parler de la pathogénie des hydrocèles enkystées spermatiques : on a vu plus haut les explications plus ou moins acceptables qui ont été données, et qui d'ailleurs ne sont plus en rapport avec les travaux modernes; la question est encore obscure, disons-nous : ce n'est pas que les théories aient fait défaut : jamais peut-être aucune affection n'avait excité davantage, à un moment donné, l'attention des pathologistes. Paget, Liston, Curling et M. Gosselin ont tour à tour donné de ce phénomène curieux une explication différente, que souvent ils ont voulu substituer à la dernière émise, oubliant en cela que dans bien des cas les théories se suivent, mais ne se détrônent pas, qu'elles se complètent mutuellement. C'est dire que pour la pathogénie des kystes spermatiques, nous n'avons pas une théorie, mais des théories, que nous ne nous rattachons à aucune d'une façon spéciale, demandant à l'une l'explication du cas que l'autre n'explique pas.

Nous ne citons que pour mémoire la théorie de James Paget, qui veut que les kystes en rapport avec l'organe qui sécrète soient capables de sécréter un liquide analogue ; elle tombe, parce qu'elle pêche contre les règles de la physiologie la plus élémentaire.

Les spermatozoïdes sont des produits nobles par excellence, c'est-à-dire qu'ils appartiennent à cette catégorie d'éléments anatomiques que la physiologie ne permet pas d'attribuer à d'autres organes qu'aux glandes chargées spécialement de les engendrer. Les parois d'un kyste pourraient par influence sécrétoire de voisinage produire des zoospermes ! mais, fait remarquer Curling, ces kystes ne sont en rapport qu'avec la portion excrétoire, et non la portion sécrétoire de la glande.

On peut ramener à trois les théories principales :

1° Les uns admettent un kyste préexistant séreux en communication plus tard avec les voies séminales ;

2° Les autres admettent que le kyste se forme consécutivement à l'issue du liquide spermatique ;

3° D'autres enfin font dériver le kyste spermatique du canal excréteur.

I. Curling s'appuie sur la préexistence d'un kyste séreux développé dans le tissu cellulaire intermédiaire aux conduits excréteurs et à la séreuse qui les revêt, kyste séreux d'abord indépendant de toutes les voies spermatiques, du conduit épididymaire aussi bien que des cônes efférents, qui n'entre en communication avec les voies du sperme qu'après un temps plus ou moins long.

A mesure que la tumeur grossit par l'accroissement progressif de son contenu, les tubes minces qui se rendent à la tête de l'épididyme s'étirent et s'étalent à sa surface ; M. Reclus les a aperçus par transparence en examinant la face interne d'un de ces kystes (Soc. anatom., 1875). Les parois du kyste et les tubes qui les recouvrent s'amincissent : voilà la cause prédisposante d'une rupture; mais la sérosité s'ajoute de jour en jour, jusqu'à ce qu'une contusion ou une pression sur le testicule vienne déterminer la rupture d'un des tubes de l'épididyme ; on comprend dès lors l'existence d'une fistule par laquelle se fera l'issue du sperme dans le kyste.

De là, si la rupture du conduit spermatique dans le kyste est ancienne, elle peut se cicatriser, et à la ponction, on ne trouve plus que des zoospermes morts dans le liquide opalin ; la rupture est-elle récente, les zoospermes apparaissent sous le microscope, doués d'une activité plus ou moins grande et accomplissant leurs mouvements caractéristiques.

Dans les cas que Curling a observés, il était évident qu'une tumeur avait existé longtemps à l'état stationnaire, et n'avait commencé à s'accroître qu'après un coup, si léger qu'il fût : il soupçonne fortement que dans ces cas, un conduit a été rompu par l'effet de la contusion, et que l'irritation amenée par le coup et peut-être par la présence de ces corpuscules vivants parvenus dans le kyste et se mêlant à son contenu, aura été la cause de son développement ultérieur, désormais assez rapide pour forcer le malade à réclamer les secours de la chirurgie.

La seule objection sérieuse qui ait été faite à la théorie de Curling, a consisté à dire que, jamais dans les kystes spermatiques étudiés à l'autopsie, on n'avait trouvé de traces de l'ouverture qui avait dû amener les spermatozoïdes dans l'hydrocèle enkystée. Quekett, anatomopathologiste anglais, qui a examiné les pièces que lui avait confiées Curling, a constaté *de visu* l'orifice récent ou ancien de la fistule.

M. Gosselin, dans les cas que nous avons cités plus haut, a fait par le canal déférent, une injection à l'essence de térébenthine avec un appareil dans lequel une pression exercée par le mercure communique l'impulsion au liquide. La matière à injection, colorée en bleu, a pénétré et rempli les cônes épididymaires, mais elle s'est arrêtée sur les limites de la tumeur.

II. Il a donc cherché à substituer cette autre théorie que nous résumons en quelques mots : rupture de quelques vaisseaux séminifères, consécutive à un choc survenant chez les individus continents dont les voies spermatiques sont distendues, favorisée peut-être par ces oblitérations de la tête de l'épididyme qu'il a étudiées ; épanchement de sperme dans le tissu cellulaire ; organisation de celui-ci en membrane qui constituera la paroi du kyste ; formation de liquide, cicatrisation des canaux rompus.

Ainsi donc le sperme s'échappe de ses canaux naturels, un kyste accidentel se forme graduellement à l'entour, et fournit à son tour un liquide qui s'ajoute au premier liquide épanché. En même temps le conduit ou les conduits rompus, comprimés par le développement de la tumeur, finissent par s'oblitérer de manière à ne laisser aucune trace de leur altération primitive.

M. Gosselin a établi lui-même ce fait qu'à peine si l'on a jamais rencontré de spermatozoaires dans les très petits kystes (*Arch. de médecine*, t. XVI) ; tandis que si l'origine qu'il assigne aux kystes spermatiques était fondée, on trouverait sans aucun doute des animalcules dans les kystes au début aussi bien qu'à une époque de développement plus avancée, les grands kystes, ceux qui seuls pour lui renferment des spermatozoïdes, ceux qu'il appelle chirurgicaux, ayant été vraisemblablement petits, puis moyens, puis grands.

Mais puisque les conduits rompus viennent à s'oblitérer comme, M. Gosselin le suppose, ce qui doit arriver d'ailleurs si le kyste accidentel se forme autour d'un liquide extravasé, comment se fait-il que, lorsqu'on extrait par une ponction le liquide de l'un de ces kystes, on rencontre souvent encore des spermatozoïdes dans le liquide nouvellement sécrété, et dans quelques cas aussi nombreux qu'auparavant?

M. Gosselin croit qu'alors, il est resté dans le kyste ponctionné des spermatozoïdes suffisants pour perpétuer l'espèce, tandis qu'après l'injection iodée, si le liquide qui se reproduit est clair et citrin, c'est que l'inflammation de la poche a détruit tous les animalcules ; il n'en est pas toujours ainsi, et on trouvera plus loin une observation due à M. Dauvé, chirurgien militaire, un cas de grand kyste spermatique où il en a été autrement, et qu'on ne peut expliquer que par l'hypothèse d'une fistule. Comment peut-on expliquer en outre avec la théorie de M. Gosselin, que le kyste augmentant la quantité des animalcules soit toujours aussi considérable?

Nous rapprochons de la théorie de M. Gosselin celle de M. Sédillot qui a avec elle beaucoup de points de commun, qui s'en rapproche parce qu'il admet la rupture d'un conduit spermatique comme phénomène initial, et l'enkystement consécutif, mais qui s'en éloigne, en ce qu'il croit à l'existence d'une fistule qui se fermera plus ou moins tard.

Pour M. Sédillot, la distension des voies spermatiques par défaut de fonctionnement est le fait capital qui sera la cause première de l'affection ; une rupture par excès de distension, et non plus par le fait d'une contusion en est le point de départ ; l'observation de son malade ne vient-elle pas confirmer sa supposition, en nous le montrant subitement atteint d'une tumeur épididymaire au moment où il avait fait un grand et suprême effort pour empêcher l'éjaculation !

Mais il s'en faut de beaucoup que tous les malades observés aient à raconter au chirurgien un début aussi dramatique, et M. Sédillot signale à côté de ce mode de début une autre cause s'en rapprochant, mais plus en rapport avec la majorité des cas observés.

Personne, dit-il, n'ignore les effets produits sur les organes génitaux de l'homme par les désirs violemment contenus : les testicules se gonflent et deviennent douloureux en même temps que le cordon (Contributions à la chirurgie, t. II). Les moindres mouvements sont péni bles, et il nous dépeint l'homme trop continent, obligé de s'incliner en avant et de fléchir le tronc sur les cuisses pour empêcher la tension douloureuse des parties. Nous trouvons les détails de ce tableau peut-être empreints d'exagération ; quoi qu'il en soit de ces effets à coup sûr peu communs de la continence, la distension exagérée de la glande séminale et de ses conduits étant admise dans certains cas qu'il ne faudrait pas vouloir trop multiplier, on s'explique aisément la déchirure de quelques-uns des canaux efférents du testicule et un épanchement de sang et de zoospermes dans le tissu lamelleux environnant.

Un kyste spermatique se produit, tantôt stationnaire, tantôt progressif suivant les dispositions du sujet, la grandeur de l'ouverture fistuleuse, le diamètre du conduit efférent, l'activité de la sécrétion testiculaire.

Si le conduit s'oblitère, le kyste s'isole et peut rétrograder ou changer de nature par la destruction et la disposition des zoospermes dans des temps plus ou moins éloignés.

Si la fistule persiste, la tumeur s'accroît plus ou moins vite en raison du degré de la résistance des tissus environnants.

III. La dernière théorie est celle émise en 1843 par M. Liston : les kystes spermatiques dérivent de dilatations siégeant sur les canaux excréteurs ; elle a été reprise dans ces derniers temps par M. Verneuil, pour qui il n'existe pas de kystes néogènes, et pour qui toute cavité kystique dérive d'un canal ou d'une cavité préexistante.

Ces kystes peuvent se former, comme l'avait déjà montré M. Broca, dans cette voie spermatique collatérale communiquant avec les voies séminales qui a été indiquée sous le noms de vas aberrans, et qui consiste chez certains individus en plusieurs canaux courts et flexueux assez constants pour M. Sappey, nés du canal déférent à son origine. Que l'embouchure de l'un ou de quelques-uns de ces conduits vienne à s'oblitérer, l'accumulation d'un liquide chargé de spermatozoïdes peut s'y faire sans que les voies spermatiques cessent d'être perméables.

En outre, M. Verneuil a pu constater lui-même des dilatations siégeant sur les conduits efférents que M. Sappey avait du reste déjà signalées dans son traité d'anatomie.

En injectant des testicules sains en apparence, il a souvent aperçu de petits diverticulums comme appendus aux cônes efférents ou au canal déférent : il a d'ailleurs présenté à la Société de biologie le cordon d'un chien dont le canal spermatique offrait de nombreuses circonvolutions. En l'examinant avec soin, on trouvait sur le canal tous les degrés d'évolution des kystes : en quelques points, c'est une simple dilatation latérale du conduit, puis plus loin une sorte de doigt de gant ; puis on voyait le diverticulum se rétrécir au niveau de son origine ; enfin on trouvait de véritables kystes ne tenant plus au conduit séminifère que par une sorte de pédicule très grêle, imperméable et qui vraisemblablement allait disparaître : c'est cette théorie qui peut expliquer les cas de kystes spermatiques observés dans le cordon lui-même à une distance quelquefois considérable du testicule : ils sont vraisemblablement consécutifs à des dilatations siégeant sur le canal déférent et se détachant de ce conduit par la suite (cas de Laugier).

Les spermatozoïdes se trouvant plutôt dans les canaux excréteurs du testicule que dans le tissu même de la glande, on conçoit très bien, d'après ce mécanisme, la possibilité de la formation d'un kyste contenant des zoospermes siégeant primitivement sur les parois des voies spermatiques.

Telles sont les théories principales qui ont été émises pour expliquer ce phénomène si curieux de la présence de zoospermes dans le liquide d'une poche.

Où est la vérité? Je crois qu'elle est dans toutes, malgré les objections dont elles sont passibles, et qui pour plusieurs d'entre elles ne sont pas réfutées; c'est surtout en étudiant la marche de cette affection sur des individus différents qu'on acquiert cette conviction. Les observations assez nombreuses que nous avons pu recueillir nous ont montré des débuts si divers, que raisonnablement, à mon avis, il serait impossible de se rattacher exclusivement à une seule théorie.

Beaucoup racontent que c'est à la suite d'un effort, accompagné immédiatement d'une douleur vive dans les bourses, qu'ils ont vu apparaître la tumeur; c'est dans ces cas que la théorie de M. Gosselin fait merveille. Qu'il y ait, comme il le prétend, oblitération de certains conduits épididymaires comme ses recherches lui en ont souvent montré chez les vieillards, ou qu'il y ait, comme le veut M. Sédillot, chez certains individus une distension considérable des voies spermatiques, tout cela ne constituera jamais qu'une cause prédisposante qui sera sans effet, tant qu'une chute, un coup n'aura déterminé la rupture d'un conduit spermatique. Les violents efforts pour retenir un fardeau agissent par le même mécanisme; les effets d'une contusion locale sont bien manifestes, dans le cas rapporté par M. Gosselin, d'un homme qui dormait dans son lit sur le dos, quand sa femme voulant se lever et obligée de passer par-dessus lui, vint poser malencontreusement son pied sur les bourses pendantes de son mari. La blennorrhagie serait, pour M. Gosselin, une cause adjuvante de grande valeur, en modifiant les conditions de structure des conduits, et en les prédisposant à la rupture.

Que penser de ces cas où la tumeur s'est développée progressivement, sans que le sujet qui en est porteur ne puisse les rapporter ni à la chute, ni à la fatigue, ni à une contusion du testicule ; il y a huit ans, dix ans, quinze ans même que le malade s'est aperçu qu'une des loges de son scrotum augmentait de volume, mais d'une façon tout à fait lente, et l'accroissement s'est fait sans secousses ! Je crois que ces cas s'accommoderaient parfaitement de la théorie de M. Verneuil, qui, on se le rappelle, fait dériver les kystes spermatiques d'une cavité préexistante.

Chez d'autres au contraire, et on pourra vérifier notre assertion à la lecture des observations ci-après, la tumeur a mis des années à acquérir son volume actuel, celui d'une aveline, par exemple, mais à la suite d'une fatique, d'une marche prolongée dans laquelle il y aura eu froissement de la tumeur, ou d'un traumatisme quelque léger qu'il soit, celle-ci prend subitement un accroissement considérable et arrive en peu de temps à avoir la grosseur d'un œuf.

La théorie de Curling, qui suppose la préexistence d'un kyste séreux dans le contenu duquel vient s'ajouter ultérieurement le liquide spermatique par le procédé que nous avons indiqué plus haut, peut à mon avis rendre compte de cette particularité : sous l'influence d'un traumatisme, un de ces conduits séminifères qui rampent à la surface du kyste séreux s'est rompu dans l'intérieur de celui-ci ; de là l'augmentation de volume, et l'apparition de douleurs, dues vraisemblablement au tiraillement des éléments du cordon par la poche qui se distend de plus en plus.

Dans une observation de M. Duplay, un sujet étant porteur d'un kyste de l'épididyme fut atteint d'une blennorrhagie avec orchite, à la suite de laquelle il constata un accroissement notable de sa tumeur ; il est probable que dans ce cas, l'épididymite aura été le traumatisme qui aura occasionné la rupture d'un cône efférent dans le kyste préexistant, ce qui expliquerait l'augmentation subite, et la marche rapide que prit la tumeur dès ce moment.

Enfin, dans bien des cas il y a récidive de la tumeur, c'est qu'il y a persistance de la fistule qui a produit le premier épanchement spermatique, et cette fistule ne peut s'expliquer que par la théorie de Curling qui, admettant que la tumeur spermatique n'est tout d'abord qu'une tumeur séreuse dans laquelle est venu s'ouvrir un conduit efférent, explique aisément comment la rupture a pu persister à l'état de fistule, et maintenir une communication entre le canal efférent et le kyste.

On voit donc qu'il n'y a pas loin d'une hydrocèle enkystée séreuse à l'hydrocèle enkystée spermatique comme nous le faisions remarquer dans le courant de cette étude ; les kystes séreux tels que nous les avons étudiés dans le chapitre précédent et sur les origines possibles desquels nous n'avons plus à revenir ici, ne peuvent-ils être considérés, en effet, comme une cause prédisposante aux kystes spermatiques par le volume plus considérable qu'ils donnent au testicule et qu'ils exposent plus facilement aux chocs et volumes, par la distension qu'ils imposent aux conduits de l'épididyme, par le tiraillement de ceux-ci, et la fragilité qui en résulte ?

Pour nous résumer en quelques mots, la théorie de Gosselin s'applique plus particulièrement aux kystes à début brusque, celle de M. Verneuil à ceux où le début a été inaperçu, et où la marche a été lente et progressive et toujours indolente, celle de Curling explique les cas où une tumeur préexistante a subi après un traumatisme une augmentation notable et rapide.

Les rapports de ces kystes sont les mêmes que ceux des kystes séreux de la tête de l'épididyme ; ils ont été bien décrits par M. Gosselin, et rien n'est à changer à la description qu'il nous en a donnée. Ils se développent entre la tête de l'épididyme et le testicule ; leur paroi est en rapport avec le feuillet viscéral au-dessous duquel ils ont pris naissance ; en arrière, cette paroi se trouve dans le voisinage des vaisseaux efférents en haut, l'épididyme avec lequel elle a plus de connexions qu'avec le testicule. M. Gosselin affirme qu'il ne peut y avoir de ces sacs anormaux qu'au-dessous de l'épididyme ; je crois qu'il n'existe dans la science qu'un seul cas de kyste spermatique volumineux ayant pris naissance sur la tunique albuginée elle-même : il est dû à M. Chassaignac qui le présenta à la Société de chirurgie (1er décembre 1858) ; le kyste coiffait le bord inférieur du testicule, tout comme l'épididyme coiffe le bord supérieur.

Ces kystes sont souvent lobulés, et la palpation permet quelquefois même, sur le vivant, de percevoir les cloisons fibreuses qui divisent la poche ; dans un cas, observé dans le service de M. Guyon, la tumeur était formée de petites masses complètement distinctes, et indépendantes les unes des autres.

Nous n'avons pas grand'chose à dire sur les propriétés physiques et chimiques du liquide contenu dans ces kystes ; ce sont celles dont nous avons parlé plus haut. Nous nous contenterons de rappeler ici quelques observations intéressantes communiquées par M. Liégeois à la Société de chirurgie en 1861 ; elles ont trait surtout à la différence dans l'aspect et la quantité d'albumine que présentent ces kystes considérés sur des individus différents.

Tantôt le liquide est transparent, et alors non albumineux, tantôt le liquide est opaque, et alors très albumineux ; M. Liégeois s'est demandé quelle pouvait être la cause de ces différences observées dans le liquide de ces kystes.

Pour expliquer l'opacité, M. Gosselin avait hasardé l'opinion suivante: le liquide spermatique épanché dans le kyste émulsionne les matières grasses sécrétées par celui-ci. Or, si l'hypothèse est vraie, le défaut de transparence devra tenir à ce que le liquide spermatique épanché dans le kyste n'a pas la propriété d'émulsionner les matières grasses du kyste, ou à ce que les matières grasses manquent.

M. Liégeois a mis le liquide retiré d'un kyste transparent en contact avec de l'huile d'olive : puis, après l'avoir agité, il reconnut qu'une émulsion s'était faite, et persistait quatre jours après l'expérience. Ce serait donc au défaut de matières grasses dans ces kystes que l'on devra attribuer cette absence de transparence, plutôt qu'à la petite quantité de sperme, qui aurait passé dans l'intérieur du kyste. Dans l'expérience que M. Liégeois fit, on ne peut pas dire que l'émulsion s'était faite sous l'influence d'un alcali, car le liquide était acide.

On a trouvé, dans certaines hydrocèles enkystées, un liquide épais, opaque, blanc jaunâtre. Vidal, le premier qui rencontra un de ces cas, le décrivit sous le nom de galactocèle. Demarquay a trouvé sur un jeune homme de 19 ans, né aux Antilles, une tumeur molle au-dessus du testicule, paraissant faire corps avec l'épididyme, occupant le siège assigné par M. Gosselin aux kystes spermatiques, et qui renfermait un liquide bien différent de celui dont les caractères ont été énumérés plus haut : il était blanc et épais.

A quoi est due cette coloration particulière du liquide des hydrocèles ? Le cas décrit par M. Vidal, a été observé sur un individu ayant habité les Antilles, comme le malade de Demarquay.

M. Desprès rapporte dans sa thèse inaugurale que Velpeau a vu en 1860 un liquide blanc bleuâtre dans la tunique vaginale ; quelque temps après, Demarquay a extrait d'une hydrocèle vaginale volumineuse un liquide blanchâtre qu'il examina au microscope et dans lequel il a découvert des débris de zoospermes. Des recherches sont à faire sur cette particularité intéressante ; nous ne faisons que signaler le fait.

Il se forme donc dans l'appareil testiculaire des kystes indépendants de la tunique vaginale et susceptibles de prendre assez d'accroissement pour gêner les malades et réclamer l'intervention de la chirurgie.

Nous avons vu qu'ils étaient de deux sortes : le chirurgien qui va ponctionner une tumeur de ce genre ne peut prédire à quelle variété il aura affaire ; car, si ces tumeurs se ressemblent souvent par leur pathogénie, leurs rapports, leur volume, c'est surtout dans l'étude de leur symptomatologie que les analogies apparaissent. Les signes cliniques sous lesquels les hydrocèles enkystées sus-vaginales se présentent à l'observateur sont les mêmes : pour continuer leur histoire, deux chapitres séparés sont inutiles; une seule description va nous suffire.

Nous ne reviendrons pas sur les différents modes de début que peuvent affecter ces tumeurs : souvent les malades ne s'aperçoivent de leur présence que quand elles ont déjà acquis le volume d'une noix, à moins qu'une contusion, qu'un effort suivi de douleur n'ait marqué le début du mal, et attiré l'attention du malade sur son testicule froissé.

A un examen superficiel, on constate l'augmentation de volume des bourses, qui fait penser de suite à une hydrocèle vaginale.

On a noté cependant la forme sphérique comme propre aux hydrocèles enkystées, tandis que l'hydrocèle vaginale serait plus allongée, piriforme.

Quand la tumeur a le volume d'une noix, à la palpation, on croit reconnaître deux testicules superposés; mais un examen attentif permet de constater que la tumeur supérieure est fluctuante et tendue : que celle-ci, si elle augmente encore forme une saillie dure, élastique, plus volumineuse que le testicule : Velpeau a donné de l'hydrocèle enkystée un signe excellent que M. Després rapporte dans sa thèse sur le diagnostic des *tumeurs du testicule* : la tumeur du testicule, outre qu'elle est transparente à sa partie supérieure, a la forme d'une brioche renversée ; le testicule représente avec ses caractères la petite partie ; l'hydrocèle située au-dessus représente la partie la plus volumineuse du gâteau.

Le testicule forme donc dans l'hydrocèle enkystée sus-vaginale une petite tumeur comme surajoutée à la masse principale; il est donc parfaitement isolable ; on s'assure de la position qu'il occupe par la douleur caractéristique à la pression, et la recherche de la transparence à l'aide d'une bougie, qui le montre occupant la partie antéro-inférieure du scrotum, au lieu d'occuper la partie postéro-inférieure comme dans un simple épanchement dans la tunique vaginale.

La transparence de la tumeur supérieure n'est pas toujours très facile à constater, c'est que dans ce cas il existe plusieurs kystes soudés entre eux, ou un kyste unique, parcouru par des cloisons, ce que le palper a pu déjà faire soupçonner en dénotant une consistance lobulée ; la transparence n'existerait pas non plus dans quelques cas, où comme le fait remarquer M. Després, il y aurait un épanchement de sperme dans le kyste.

Quand la tumeur enkystée a acquis un volume considérable, les bourses ont une forme particulière que M. Guyon compare fort heureusement à celle du cœur.

Du côté sain, le testicule est en haut des bourses ; du côté malade, il occupe la partie inférieure et forme une pointe ; au-dessus de lui se trouve le kyste qui vient donner à cette partie supérieure des bourses une largeur considérable.

C'est pour continuer la comparaison, qu'on a pu faire remarquer que la verge couchée entre le testicule sain d'une part et le testicule surmonté de sa tumeur, de l'autre, simule l'aorte et sa crosse.

La douleur est loin d'être un phénomène constant, on voit des hydrocèles enkystées arriver à un volume énorme, celui d'une tête d'enfant, sans avoir jamais tourmenté le malade, autrement que par la gêne qui résulte du poids de la tumeur elle-même; il faut dire cependant : toute chose égale, d'ailleurs, l'hydrocèle enkystée cause plus de douleur que l'hydrocèle de la tunique vaginale. Curling a noté chez plusieurs de ses malades, et nous avons nous-même observé chez un malade qui fait le sujet d'une de nos observations, des douleurs se propageant jusque dans la région lombaire et n'étant pas soulagées par la suspension ni par le décubitus dorsal; peut-on les attribuer au tiraillement des éléments du cordon ou à la compression du testicule par le kyste ?

La présence d'un kyste à la partie supérieure du testicule ne paraît pas avoir de funeste influence sur les fonctions génitales ; elles sont conservées, sauf chez les vieillards trop avancés en âge, qui ne doivent pas se plaindre, ni rapporter à la présence d'une tumeur la disparition de ces fonctions passagères.

I. *Hydrocèles enkystées séreuses.*

Obs. I. — *Hydrocèle enkystée de la partie inférieure du cordon (hydrocèle vaginale double)*. Due à l'obligeance de M. Bazy, interne chez M. Guyon.

Robbé (Michel), forgeron, 45 ans, entre le 2 août 1879 dans la salle Saint-Charles, service de M. Guyon, pour une tumeur des bourses.

Il est d'une bonne santé habituelle : blennorrhagie sans orchite il y a vingt ans ; s'est aperçu il y a huit ans qu'il portait à droite du scrotum, une tumeur qui depuis n'a jamais présenté de phénomènes d'inflammation, ni produit la moindre gêne ; l'accroissement s'est fait très-lentement, ce n'est guère que depuis deux ans qu'elle a acquis le volume qu'elle a aujourd'hui.

Elle a le volume d'un cœur de bœuf dont elle reproduit très exactement la forme : la pointe est formée par le testicule droit, la base par le testicule gauche et la masse de la tumeur qui lui est contiguë : la tumeur remonte jusqu'au canal inguinal dans lequel elle ne s'engage pas. A part cette particularité, la masse est régulière ; la peau, très mobile, est parcourue par des veines un peu volumineuses.

Consistance molle partout, sauf au niveau du testicule qui se reconnait très bien, et qu'on peut séparer de la masse principale ou supérieure sans qu'on puisse séparer d'une masse voisine qui est beaucoup plus petite.

La transparence est assez marquée, mais moins nette pour la masse supérieure que pour l'inférieure; à ce point, la transparence ressemble beaucoup à la transparence observée dans l'hydrocèle du côté opposé (hydrocèle du volume d'un œuf de poule).

Aucun trouble fonctionnel, aucune douleur à la pression ; il y a cependant depuis six semaines quelques coliques fugaces, dues peut-être à une pointe de hernie que le malade porte du côté droit.

Le diagnostic porté fut : kyste spermatique volumineux, hydrocèle vaginale double.

Le 6 août, on fit la ponction qui donna issue à 700 grammes environ d'un liquide couleur d'urine, un peu plus foncé que le liquide de l'hydrocèle. On y laisse couler par l'entonnoir 100 gr. de teinture d'iode iodurée.

Il reste au niveau du testicule et l'entourant encore, une petite masse fluctuante constituée par l'hydrocèle vaginale diagnostiquée avant la ponction. Sorti le 25 août.

Obs. II. *Double hydrocèle enkystée de l'extrémité inférieure du cordon formant une tumeur scrotale d'un volume d'une grosse tête d'adulte*, par Rozan, médecin en chef de l'hôpital de Briançon.

Joseph P..., 52 ans, forgeron, a toujours joui d'une santé vigoureuse, est atteint depuis quatre ans d'une tumeur qui siège à la région des bourses, et dont la marche a été lente.

Tumeur très volumineuse formée par deux énormes poires adossées l'une à l'autre sur la ligne du raphé par leurs grosses extrémités, remontant en s'effilant jusqu'aux anneaux externes. Avait-on affaire à deux hydrocèles vaginales.

De chaque côté de cette grande tumeur, en bas et un peu en dehors, on pouvait par la pression isoler une petite tumeur, qu'on reconnaissait être le testicule parfaitement sain. Peau également saine, sans changement de coloration. Transparence complète excepté en un point de la partie inférieure. Ponction et injection iodée des deux côtés ; issue d'une sérosité claire et limpide et de couleur citrine. 25 jours après, le malade reprenait ses travaux parfaitement guéri.

Obs. III. — *Kystes séreux péri-épididymaires.*

W... (Louis), cocher, 43 ans, entre le 30 décembre 1854, service de M. Velpeau.

Depuis quinze ou seize ans, il est porteur d'une tumeur qui a augmenté depuis l'année dernière. Il y a un mois, il a été opéré pour une hydrocèle vaginale. Il se représente le 30 décembre, portant derrière et au-dessus du testicule gauche deux bosselures, une supérieure allongée dans le sens du cordon, une inférieure paraissant faire corps avec l'épididyme : toutes deux rénitentes, élastiques et fluctuantes.

Ponction simple qui donne issue à un liquide limpide, transparent et citrin.

Obs. IV. — *Hydrocèle enkystée de l'extrémité inférieure du cordon. Début il y a vingt ans.* Observation due à l'obligeance de M. Negel, externe du service de M. Guyon.

César (Clément), 52 ans, maréchal, constitution robuste, entre le 30 octobre 1879, hôpital Necker, salle Saint-Vincent, n° 21, service de M. Guyon, pour une tumeur des bourses.

Il y a vingt ans qu'il s'est aperçu que la loge droite de son scrotum augmentait peu à peu de volume : rien dans les antécédents à quoi on puisse rapporter l'apparition de sa tumeur ; pas de hernie, de blennorrhagie, d'orchite, aucune espèce de traumatisme local. A aucune époque de son existence, il n'a ressenti de douleur en cette région. La marche a été lente, progressive, plus rapide cependant dans ces derniers mois, c'est cet accroissement presque subit, qui force le malade à entrer dans nos salles.

Les téguments du scrotum sont d'apparence normale, et glissent facilement sur les parties sous-jacentes ; notons cependant qu'ils paraissent un peu épaissis.

La tumeur, de la grosseur du poing, ressemble à une poire, à une pyramide, recourbée légèrement sur son grand axe, de façon à ce que la concavité regarde à gauche ; elle rappelle assez bien la forme de l'estomac ; la grosse extrémité reposerait sur le fond du scrotum, la petite extrémité remonterait le long du cordon, à peu près jusqu'à l'anneau inguinal externe, qu'elle n'atteint pas et dont elle est complètement indépendante.

La fluctuation et la transparence existent, moins nettes cependant que dans l'hydrocèle ordinaire ; peut-être l'épaisseur considérable des couches qui recouvrent la tumeur s'oppose-t-elle à la perception facile de ces phénomènes.

Le testicule est tout à fait isolable, non entouré par le liquide ; il siège à la partie inférieure et antérieure de la tumeur.

On a donc affaire à une hydrocèle enkystée. De quelle nature?

La ponction est pratiquée le 1er novembre 1879, elle donne issue à 232 grammes d'un liquide jaune clair, non filant, fluide, sans fibrine apparente, tout émaillé de cholestérine.

Voici les résultats de l'analyse chimique de ce liquide que M. Méhu, pharmacien de l'hôpital Necker, a mis gracieusement à notre disposition :

Matières albumineuses diverses.	63 gr. 84
Cholestérine.	1 gr. 02
Sels minéraux anhydres.	7 gr. 55
Poids des matières fixes.	72 gr. 41
Eau.	927 gr. 59
	1000 gr. 00

L'addition d'acide acétique au liquide, de façon à le rendre franchement acide, donne quelques flocons minces de fibrine.

La ponction fut suivie de l'injection de teinture d'iode iodurée à l'aide du *procédé de l'entonnoir* n'oublions pas de dire qu'après la ponction l'épididyme a été trouvé complètement sain.

Le malade était donc porteur d'une hydrocèle enkystée séreuse de la partie inférieure du cordon, intéressante surtout par sa longue durée, son évolution remarquablement lente et par le peu de troubles fonctionnels qu'elle avait déterminés.

Le malade quitte l'hôpital le 3 novembre 1879, deux jours après l'opération.

Il est à remarquer que trois des malades qui font le sujet de nos observations exercaient le métier de forgeron.

De l'année 1872 à 1879, M. Desprès a observé à l'hôpital Cochin plusieurs cas d'hydrocèles enkystées séreuses : cette affection est une des variétés de ce qu'il appelle l'hydrocèle épididymaire, dont le liquide peut être citrin, ou offrir, au contraire, les caractères du liquide des kystes spermatiques.

Voici les cas qui se sont présentés à son observation durant cet espace de sept ans.

1). 12 novembre 1872. Louradour (Jean), cocher, 29 ans. Début il y a quinze ans. Hydrocèle épididymaire droite. Ponction et injection iodée. Sort le 9 décembre.

2). 29 mai 1873. Serrat (Louis), mégissier, 55 ans. Début il y a huit mois. Hydrocèle épididymaire droite. Ponction et injection iodée. Sort le 5 juillet.

3). 11 février 1874. Muller (Jean), journalier, 50 ans. Début il y a deux mois. Hydrocèle enkystée de l'épididyme. Hydrocèle vaginale.

Le 16. Ponction et injection iodée : 1° dans l'hydrocèle enkystée, 2° dans l'hydrocèle vaginale.

16 mars. Nouvelle ponction et injection iodée. Sort le 13 avril.

4). 3 avril 1878. Basseguy (Charles), 59 ans, fondeur en caractères. Début il y a dix-huit mois. Hydrocèle épididymaire (hydrohématocèle). 1re ponction le 18 avril. 2e ponction le 24 avril. 3e ponction le 9 mai. Sort le 23 mai.

5). 12 novembre 1878. Josse Zéphyrin, 45 ans, concierge. A gauche, hydrocèle à parois épaisses ; à droite, hydrocèle épididymaire. Ponction injection iodée le 15 novembre 1878. Sort le 17 février 1879.

6). 24 février 1879. Benay (Georges), 55 ans, journalier. Début il y a quinze ans. Hydrocèle épididymaire à droite ; *dix-huit* ponctions simples en ville. Ponction et injection iodée le 3 mars. Sort le 29 mars.

7). Morizet (Ernest), dont on a lu l'observation en tête de notre thèse.

Dans tous ces cas, M. Desprès a porté le diagnostic : hydrocèle épididymaire ou hydrocèle enkystée de l'épididyme, se réservant non pas de modifier, mais de compléter son diagnostic une fois la ponction faite ; car, presque toujours, ce n'est qu'après la ponction qu'on reconnaît si on a affaire à une hydrocèle enkystée séreuse ou spermatique.

II. — *Hydrocèles enkystées spermatiques.*

Les hydrocèles enkystées spermatiques sont bien moins rares que la première variété : chaque chirurgien à la tête d'un service dans les hôpitaux de Paris en observe habituellement plusieurs cas dans le courant d'une année. Nous donnons ci-après le résumé des observations que nous avons recueillies, et afin de mettre plus d'ordre dans cette exposition, nous les rangeons en trois classes, correspondant aux trois théories principales que nous avons admises, suivant qu'elles paraissent se rapporter plus spécialement à l'une ou l'autre d'entre elles.

Cas paraissant se rapporter à la théorie de Curling :

Obs. I (personnelle). *Kyste spermatique du côté droit.*

F... (Achille), géomètre, 35 ans, entre le 16 juillet 1875, à l'hôpital Cochin, salle Saint-Jacques n° 9, service de M. Després, pour se faire traiter d'une tumeur siégeant du côté droit du scrotum.

Il s'est aperçu de sa présence dans le courant du mois de mai 1875. Un an après, en 1876, elle avait le volume d'un testicule normal, elle conserva longtemps les mêmes dimensions, mais depuis six mois à la suite de marches qui constituent le côté fatigant de sa profession, cette tumeur a augmenté rapidement; elle a, au moment où il se présente à nous le volume d'un œuf de poule à peu près. Depuis six mois, ce qui coïncide avec l'accroissement subit de sa tumeur, il se plaint de douleurs vives dans tout le trajet du cordon, et remontant jusque dans la région lombaire ; auparavant le malade n'avait jamais ressenti que de la gêne qui disparaissait d'ailleurs par l'usage d'un suspensoir. Actuellement les douleurs sont presque continuelles; il souffre surtout lorsqu'il est couché sur le côté malade. Le malade n'a eu ni blennorrhagie, ni orchite; il est père de trois enfants bien portants.

Le côté droit du scrotum dont les téguments ont conservé leurs caractères normaux,a augmenté de volume; le malade semble avoir trois testicules, en effet on sent à droite deux tumeurs de même consistance à peu près, mais dont la supérieure est plus volumineuse que l'inférieure.

La tumeur inférieure est formée par le testicule, elle est douée d'une sensibilité spéciale et ne laisse pas traverser les rayons lumineux, la deuxième tumeur est transparente, sans l'être autant qu'une hydrocèle vaginale ; la fluctuation existe, mais pas parfaite car la tumeur est bosselée, comme formée de deux lobules ; elle a tous les caractère d'un kyste.

Ses connexions sont les suivantes : elle est unie au testicule d'une manière fixe par l'intermédiaire de l'épididyme. Au bord postérieur du testicule, on trouve l'épididyme normal dans sa portion caudale, mais en le suivant vers sa tête, on le sent qui augmente graduellement de volume, et semble se fusionner avec le kyste lui-même.

Quant au cordon, il part de l'épididyme et contourne la tumeur en arrière. Nous avons donc affaire à un kyste de la tête de l'épididyme; la forme bosselée de ce kyste engage M. Desprès à porter le diagnostic de kyste spermatique.

Le 19 juillet M. Desprès fait la ponction du kyste; il sort d'abord deux cuillerées à bouche environ d'un liquide, opalin, lactescent, caractéristique, mais la tumeur n'est pas complètement affaissée : il reste derrière le kyste ponctionné, un autre sac résistant et fluctuant. M. Desprès réintroduit le trocart dans la canule et perfore la cloison qui sépare les deux cavités ; il sort un liquide qui a les mêmes caractères que le premier. Injection de teinture d'iode pure. Avant de la laisser s'écouler, M. Desprès malaxe la tumeur afin que la surface interne des parois se mette bien en rapport avec elle.

Il n'y eut pas ou presque pas de symptômes inflammatoires après l'opération. Seulement le 24 juillet, le liquide s'était reproduit dans la poche postérieure, probablement parce que la teinture d'iode n'avait pas pénétré. M. Desprès fait une nouvelle ponction qui donne issue à quelques grammes d'un liquide citrin cette fois, bien différent du premier; injection de teinture d'iode. Celle-ci ne ressortant pas, un stylet introduit dans la canule ramène des fragments de tissu cellulaire qui en obstruaient l'orifice.

Les suites de cette nouvelle opération furent plus graves : il y eut des petits frissons, de l'anorexie, de la fièvre, de violentes douleurs sur le trajet du cordon et même de véritables attaques hystériformes, survenant pour la première fois, au dire du malade; nous avons noté sur lui de l'anesthésie de la jambe gauche, et de l'insensibilité de la cornée.

Le 28 juillet, le malade se lève pour la première fois.

Le 6 août, il demande à quitter l'hôpital; le liquide a totalement disparu, la tête de l'épididyme est gonflée, dure et douloureuse.

Nous avons revu le malade le premier mois et le second après sa sortie; le liquide ne s'était pas reproduit, la tête de l'épididyme présentait encore une légère induration.

Obs. II. — *Kyste spermatique du côté gauche.*

C... (Jean-François), 55 ans, broyeur en couleurs, entre le 11 juillet 1854 chez Velpeau. Début il y a trois ans. Depuis huit mois, apres un effort, la tumeur n'a cessé de s'accroître. Ponction et injection iodée. Sort le 27.

Obs. III. — *Kyste spermatique droit.*

Fayon (Jean), polisseur, 60 ans, entre le 27 avril 1874. Service de M. Panas. Début il y a quinze ans. Coup sur le scrotum il y a quatre mois, qui détermina un accroissement rapide. Ponction et injection iodée le 28 avril. Sort le 7 mai.

Obs. IV. — *Hydrocèle enkystée spermatique droite.*

W... (Daniel), 64 ans, chargeur de voitures, entre le 9 mai 1863, dans le service de M. Bœckel s'est aperçu d'une tumeur à droite, il y a six mois. Depuis quatre semaines à la suite de fatigues excessives, douleurs vives le long du cordon et augmentation rapide de la tumeur qui atteint le volume du poing. Ponction et injection iodée le 11 mai. Sort le 30 mai.

Obs. V. — *Kyste spermatique de l'épididyme. Hydrocèle concomitante.*

X... âgé de 55 ans, service de Velpeau. Juillet 1863. Tumeur indolente dont il s'est aperçu il y a quatre mois. Pendant le mois dernier, toujours sur pied pour soigner sa femme, il a vu sa tumeur augmenter notablement. Ponction : 1° de l'hydrocèle ; 2° du kyste. Guérison.

Obs. VI. — *Kyste spermatique droit. Hydrocèle volumineuse à gauche.*

Aubice, charron, 55 ans, service de Velpeau, 1854. Tumeur du volume d'une noix, longtemps indolente, mais douloureuse depuis quelque temps. Le malade attribue ce fait à certains frottements sur les bourses, résultat de sa profession.

Obs. VII. — *Hydrocèle enkystée spermatique coïncidant avec une orchi-épididymite.* Service de M. Duplay, 1876.

Jeune homme de 21 ans. Apparition d'une tumeur scrotale ; il y a quelques années, après un long trajet en voiture sur un siège étroit, partagé entre deux personnes, où il y a dû avoir de la compression de son testicule. Puis tout était rentré dans l'ordre.

Il y a quinze jours, il contracta une blennorrhagie : douleur vive au même endroit qu'il y a deux ans, en même temps que se déclare une orchite. A l'entrée, du volume d'un œuf de pigeon au-dessus du testicule, indolente. Ponction et injection iodée. Guérison.

Obs. VIII. — *Kyste spermatique droit. Hydrocèle concomitante, Hernie inguinale du même côté.*

L..., 54 ans, service de M. B. Anger. Hôpital Saint-Antoine, 1875. Tumeur dans la bourse droite qu'il porte depuis plusieurs années. Il y a trois mois à la suite d'efforts musculaires, cette tumeur a tellement augmenté qu'il se décide à réclamer le secours de la chirurgie.

Ponction de l'hydrocèle d'abord, du kyste ensuite. Un stylet chargé de nitrate d'argent fondu, fut introduit dans la canule du trocart qui fut alors retirée, et la cautérisation fut pratiquée d'abord dans le kyste, ensuite dans la tunique vaginale. Quinze jours après le malade sortait guéri.

Cas paraissant se rapporter à la théorie de M. Gosselin :

Obs. IX. — *Grand kyste de l'épididyme.*

C..., gendarme, 44 ans, robuste, entre le 24 février 1866, à l'hôpital militaire de Versailles, service de M. Dauvé.

Il y a six ans, après une longue course à cheval, douleur très-vive à gauche. Apparition d'une tumeur indolente, située à la partie supérieure et antérieure du testicule, augmentant sans cause connue, grossissant ou diminuant après le coït. L'année dernière, après des coïts répétés plusieurs fois la même nuit, elle disparut complètement, elle se reproduisit bientôt et garda depuis le même volume. Longueur, 8 centimètres; largeur, 5 centimètres. La tête de l'épididyme est englobée dans la masse morbide, transparence complète.

Le 27. Ponction et injection de 20 grammes de teinture d'iode mélangée avec 40 grammes d'eau tiède. Le kyste renfermait 90 gr. de liquide.

Huit jours après, le liquide s'était reproduit. Nouvelle ponction: le liquide avait les mêmes caractères que la première fois. Injection de 40 grammee de teinture d'iode mélangée avec 20 grammes d'eau. Guérison.

Obs. X. — *Kyste spermatique à droite. Hydrocèle enkystée séreuse à gauche.*

B... (Jacques), 60 ans. 13 juin 1854. Service de Velpeau. Début à droite il y a six ans, à la suite d'efforts musculaires. Début à gauche il y a vingt ans, sans cause apparente. Le kyste de droite faisait corps avec l'épididyme ; celui de gauche paraissait développé entre l'épididyme et le cordon.

L'hydrocèle enkystée de gauche, dit l'observation, était plus volumineuse, et avait tout à fait l'aspect d'une hydrocèle vaginale. Ponction et injection iodée. Sort le 4 juillet.

Obs. XI. — *Kyste spermatique à droite. Hydrocèle vaginale à gauche.*

A... (Louis), charron, 55 ans. 21 avril 1854. Hôpital de la Charité. Le kyste a débuté il y a un an après un grand déploiement de force musculaire. L'hydrocèle date de trois mois. Ponction et injection iodée. Sort guéri trois semaines après.

Obs. XII. — *Kyste spermatique à gauche. Hydrocèle concomitante.*

X... 55 ans, juin 1873. Service de M. Tillaux à Lariboisière.
Le kyste avait débuté il y a quelques années, cet homme ayant reçu un coup de queue de billard dans le scrotum. Ponction et injection iodée. Guérison.

Obs. XIII. — *Kyste spermatique à droite.*

X..., forgeron, 46 ans. Service de M. Gosselin. 3 mai 1877.
Il y a quatre jours, après un effort, douleur très vive dans l'aine droite, apparition d'une tumeur, qui le jour de l'entrée du malade, a le volume d'une petite mandarine.
7 mai. Ponction qui donne issue à 150 gr. d'un liquide lactescent contenant des spermatozoïdes déformés ; injection de teinture d'iode et d'eau à parties égales.
15 mai. Le malade sort, le liquide s'est en partie reproduit.
Le 17 juillet, il rentre ; ponction et injection iodée. Deux tiers de teinture d'iode pour un tiers d'eau. Cette fois le liquide est citrin sans spermatozoïdes. Diagnostic : hydrocèle développée dans la poche de l'ancien kyste. Guérison.

Obs. XIV. — *Hydrocèles enkystées, spermatique à gauche, séreuse à droite.*

Audot (Nicolas), 40 ans, meunier, 6 octobre 1873. Service de

M. Broca. Début, il y a un an après une douleur vive, en déchargeant un sac. Ponction et injection iodée. Guérison.

Obs. XV. — *Kyste spermatique à gauche. Kyste séreux à gauche.*

Hautier, cocher, 55 ans. Service de Velpeau, 1853

Cet homme portait depuis quinze ans une hydrocèle volumineuse qui fut opérée par la méthode ordinaire ; à la suite d'une piqure probable du testicule, deux tumeurs apparurent à gauche, l'une sous épididymaire, contenant un liquide lactescent avec des spermatoïdes, l'autre occupant la partie inférieure du cordon, renfermant un liquide citrin sans animalcules. Ponction et injection iodée. Guérison.

Cas se rattachant plutôt à la théorie de M. Verneuil :

Obs. XVI. — *Kyste spermatique droit volumineux.*

Del. (Pierre), 99 ans, tailleur de pierres. 22 avril 1856, service de M. Chassaignac à Lariboisière.

Tumeur de la loge droite du scrotum, ayant le volume d'une noix quand il s'en aperçut, il y a huit ans. Jamais de douleur vive, jamais de traumatisme.

Obs. XVII. — *Kyste spermatique gauche coïncidant avec une hématocèle vaginale consécutive à une hydrocèle vaginale.*

Chotard (Jean), 44 ans. 6 mai 1873. Service de M. Tillaux à Lariboisière.

S'est aperçu il y a huit ans d'une tumeur dans la moitié gauche du scrotum. Actuellement du volume d'une tête d'enfant.

Pour les deux tiers supérieurs, la peau est luisante, mais sans changement de coloration. La fluctuation y est nette.

Pour le tiers inférieur, la peau est rouge et épaissie. Tumeur dure, renitente se terminant à l'union avec les deux tiers supérieurs par un rebord dur, comme cartilagineux. Ponction des deux tiers supérieurs. 500 grammes de liquide lactescent, contenant des zoospermes. Injection iodée. La partie inférieure reste dure.

Le 28 mai. *Castration.* La partie supérieure renfermait 250 grammes de liquide qui s'était reproduit. La partie inférieure renfermait 300 grammes de caillots.

Obs. XVIII. — *Kyste spermatique droit. Kystes épididymaires gauches.*

Bascastel (Antoine), 53 ans, domestique. 16 décembre 1873. Salle Ste Marthe à Saint-Louis.

Tumeur de la bourse droite qui s'est accrue lentement. Ponction et injection iodée. Guérison. Les kystes gauches adhérents à l'épididyme n'ont pas été ponctionnés.

Obs. XIX. — *Hydrocèle enkystée spermatique.*

X., 43 ans, tourneur en bois. 6 février 1877. Service de M. Tillaux à Lariboisière.

Tumeur grosse comme le poing, datant de deux ans, venue sans cause appréciable. Ponction et injection iodée. Sort le 23 février.

Obs. XX. — *Hydrocèle enkystée spermatique.*

X..., 26 ans, monteur en bronze. 3 août 1875. Service de M. Tillaux à Lariboisière.

Début il y a 12 à 14 ans, tumeur tout à fait indolente du volume d'une orange. Ponction et injection iodée. Sort le 2 septembre.

Obs. XXI. — *Kyste spermatique à droite.*

Monition, 39 ans. 3 juin 1873. Service de M. Verneuil.

Il y a trois ans, petite tumeur grosse comme un pois à droite, qui s'est accrue lentement et sans douleur.

A l'heure qu'il est, grosse comme une noix, remontant en haut sur le trajet du cordon et paraissant implantée sur les canaux éfférents.

Le 6. Ponction simple. Le liquide se reproduit. Nouvelle ponction le 13, le liquide contient encore des zoospermes. Injection iodée. Guérison. Sort le 2 juillet.

Obs. XXII. — *Kyste spermatique à gauche.*

Catelle, 37 ans, broyeur. 1854. Service de Velpeau.

Constata. il y a huit ou dix mois, à gauche, une tumeur grosse comme une noisette qui a subi un accroissément graduel jusqu'à ce jour. Jamais de coup. Jamais de douleur. La cause est totalement inconnue du malade.

Le kyste occupe l'espace compris entre l'épididyme et le cordon. Ponction et injection iodée. Guérison.

Obs. XXIII (due à l'obligeance de M. Bazy, interne chez M. Guyon. — *Kyste de l'épididyme des deux côtés.*

Rollin (Joseph), 53 ans, journalier, entre le 9 juin 1879. Salle St-André, service de M. Guyon.

L'interrogatoire du malade ne nous fait découvrir dans ses antécédents aucune affection des voies urinaires ni des testicules, il y a un an qu'il s'est aperçu du développement de tumeurs dans chacune de ses bourses. Depuis le mois de septembre dernier, l'évolution paraît s'être faite plus rapidement : les deux côtés semblent s'être pris en même temps, mais la tumeur du côté gauche a toujours été un peu plus volumineuse que celle du côté droit.

A gauche, la palpation permet de constater que la tumeur est formée de trois bosselures, l'une du volume d'un œuf de pigeon, les deux autres comme de gros grains de raisin. A droite, la tumeur comprend quatre lobules plus petits, soudés entre eux, qui lui donnent l'aspect d'une grappe de raisin, tous manifestement fluctuants et transparents. Ces cavités multiples paraissent n'avoir entre elles aucune communication.

Des deux côtés, les kystes siégent au niveau de l'épididyme et paraissent s'implanter sur lui ; celui-ci semble épaissi vers sa tête, la portion caudale semble parfaitement saine.

Le 12 juin, M. Guyon ponctionne la plus grosse des tumeurs du côté droit ; il en sort un liquide blanchâtre, laiteux ; il réintroduit le trocart et ponctionne les autres kystes en perforant les cloisons qui les séparait du plus grand. Le microscope a fait reconnaître dans le liquide un grand nombre des permatozoïdes morts, mais non déformés. Le malade a quitté l'hôpital sans que le traitement ait été continué.

Voici maintenant le relevé des cas de kystes spermatiques observés à l'hôpital Cochin pendant ces dernières années.

Obs. XXIV. — *Kyste de l'épididyme à gauche. Hydrocèle à droite. Hernie épiploïque irréductible.*

Dupuis (Salomon), 74 ans, journalier. 14 mars 1874. Début remonte à trente ans. Ponction et injection iodée. Sort le 27 avril.

Obs. XXV. — (Observation publiée dans les Bulletins de la Société anatomique de 1878).

Villemot (J.-Baptiste), 67 ans. 4 mars 1878. Début il y a plusieurs années.

Entre à l'hôpital pour une tumeur du scrotum, transparente, régulière ayant la forme de la tunique vaginale et qui paraissait être une hydrocèle simple. Je fis une ponction : je retirai d'abord 80 grammes de liquide, et je constatai que la tumeur ne s'était qu'à moitié vidée. Je réintroduisis alors le poinçon dans la canule et je fis alors une ponction en dirigeant mon trocart vers la partie de la tumeur qui ne s'était point vidée.

Je ponctionnai et je fus assez surpris de voir couler du liquide transparent comme de l'eau de roche, 100 grammes environ. Le liquide fut examiné au microscope et quoiqu'il ne contînt que des filaments d'un caractère douteux, je diagnostiquai : Hydrocèle et kyste spermatique épididymaire.

Obs. XXVI. — *Kyste spermatique.*

Bordeau (Alexis), journalier, 10 juin 1878. Début cinq semaines. A refusé l'opération.

Nous ne reviendrons pas sur l'étiologie de cette affection, elle ressort toute entière de l'étude des théories qui ont été émises pour en expliquer la pathogénie; voici les conclusions qu'il est permis de tirer de la lecture de ces observations :

Les hydrocèles enkystées s'observent le plus souvent chez des sujets de 45 à 70 ans, exceptionnellement audessous de 30 ans ; les individus les plus robustes y seraient plus prédisposés que les autres ; enfin, le côté droit, pour un motif qui nous est totalement inconnu, serait plus souvent que le côté gauche le siège des hydrocèles enkystées séreuses ou spermatiques.

On serait tenté de croire que l'augmentation du volume des bourses, par une tumeur première, en exposant ces organes à des chocs plus nombreux, à des frottements plus répétés, devient une cause prédisposante à la formation d'autres collections liquides variées par leur siège et la nature de leur contenu.

Les hydrocèles enkystées sont sujettes à des complications nombreuses, dont on a pu voir quelques exemples en lisant nos observations; elles se compliquent surtout :

1° D'hydrocèle de la tunique vaginale du même côté, ou du côté opposé.

2° Les deux variétés que nous avons étudiées peuvent se rencontrer sur le même sujet, les deux du même côté, ou bien l'une à droite et l'autre à gauche.

3° D'hydrocèle diffuse du cordon;

4° De hernie scrotale.

Le cas suivant recueilli par Bauchet, dans le service de Velpeau, et publié en 1853 dans le Moniteur des hôpitaux, constitue un véritable musée pathologique : il s'agit d'un individu qui avait dans le scrotum à droite, une hématocèle et une hydrocèle placées dans des loges parfaitement distinctes; à gauche, une hydrocèle de la tunique vaginale, et un kyste spermatique contenant deux cuillerées à peu près d'un liquide lactescent.

Une complication qui n'a pas encore été bien décrite, est la possibilité de la transformation de ces hydrocèles enkystées en hématocèles enkystées.

Les kystes de l'épididyme, dit M. Després, dans sa thèse, peuvent contenir du sang, être le siège d'une exhalation sanguine : on a un kyste séro sanguin de l'épididyme comme ailleurs. Il y a, dit M. Desprès, deux observations de Curling, placées dans le chapitre de l'hématocèle du testicule.

Dans le premier cas, le malade avait reçu un coup de pied, la tumeur était placée au-dessus du testicule, elle était un peu douloureuse. La castration fut faite; le testicule était au-dessous du sac rempli de caillots. Curling pense qu'il y avait un kyste de l'épididyme antérieurement.

Dans la deuxième observation, datant de treize ans; la tumeur avait grossi tout à coup, et était devenue énorme. Après la castration, Curling trouva qu'il s'agissait d'un kyste de l'épididyme, dans lequel un épanchement sanguin s'était fait.

Il y eut sur ce sujet, en 1876, une discussion à la Société de chirurgie, à propos d'une présentation de pièces par M. Ollier.

M. Guyon déclara avoir vu trois fois des kystes de l'épididyme se transformer en hématocèle ; dans tous ces cas, il s'agissait de tumeurs considérables ayant au moins le volume d'un poing, et le testicule était resté sous et en dehors du kyste. Dans le premier cas qu'il a observé, en 1868, M. Guyon fit deux ponctions successives, dans lesquelles il lui fut donné d'observer la transformation progressive de l'hydrocèle en hématocèle, que Velpeau avait fait connaître de longue date ; les deux autres furent traités par le drainage ; l'un guérit, l'autre mourut d'un phlegmon des bourses.

En 1877, une thèse fut faite par M. Delhaye, sous l'inspiration de M. Desprès, qui avait pour titre : De l'*Hématocèle de l'épididyme*. L'auteur y admet deux genres d'hématocèles de l'épididyme : 1° l'hématocèle enkystée, c'est-à-dire, survenant dans un kyste préexistant, qu'on pourrait subdiviser en hématocèle enkystée traumatique, survenant à la suite d'une chute, et l'hématocèle enkystée spontanée, dans laquelle la transformation en hématocèle se fait lentement et par le mécanisme des hématocèles vaginales spontanées ; 2° l'hématocèle de l'épididyme proprement dite, dans laquelle l'épanchement sanguin se fait sous les enveloppes mêmes de l'épididyme, cette variété étant toujours traumatique.

Pour M. Desprès, les tumeurs fibreuses épididymaires, dont M. Poisson, dans sa thèse de 1858, rapporte plusieurs observations, n'auraient pas, dans certains cas, d'autre origine qu'un épanchement sanguin de l'épididyme.

DIAGNOSTIC.

Avec quoi peut-on confondre une hydrocèle enkystée sus-vaginale ?

1° Tout d'abord avec une hydrocèle vaginale. Le diagnostic est assez facile, quand le kyste n'a pas atteint un volume trop considérable, dans ce cas, la recherche de la fluctuation, de la transparence, et surtout la détermination du testicule à l'aide de la pression à la partie inférieure et antérieure des bourses, indiqueront clairement la situation du testicule et son isolement.

Quand la tumeur est volumineuse, le diagnostic devient très difficile, car elle prend absolument la forme et les caractères de l'hydrocèle vaginale ; le kyste en se développant par la partie inférieure fait de plus en plus saillie dans la cavité vaginale, et finit par englober le testicule d'une façon si complète que celui-ci se trouve entouré de toutes parts par le liquide. Comment reconnaître alors que le liquide ne siège pas dans la vaginale? fort heureusement, ces embarras de diagnostic n'influent pas sur la thérapeutique de la maladie.

2° Avec les autres tumeurs de la région.

Tous ceux qui sont porteurs d'une hydrocèle enkystée

croient, du moins à une certaine époque de leur mal, avoir un testicule surnuméraire ; ils sont si bien convaincus de l'existence d'un troisième testicule que quelques-uns refusent impitoyablement la ponction. Quelquefois, en effet, le volume, la forme, la densité et la mobilité du kyste sont si exactement semblables à ce qu'on observe dans le testicule, qu'après avoir changé furtivement les deux masses en présence des assistants, Velpeau a pu induire en erreur des chirurgiens fort exercés. Les cas de testicule surnuméraire sont tellement rare qu'on peut n'y point penser, et d'ailleurs, en y regardant de près, on verra que ce que l'on croit être un testicule n'est pas coiffé d'une tumeur allongée comme l'épididyme et se continuant avec le canal déférent, que la compression n'y détermine pas la douleur caractéristique, enfin que cette tumeur est manifestement fluctuante.

L'hydrocèle enkystée sera facile à distinguer de la maladie kystique du testicule, en ce qu'elle forme une tumeur rénitente et fluctuante, distincte du testicule et siégeant constamment dans le voisinage de l'épididyme: de plus la transparence n'existe presque jamais dans la maladie kystique.

Les hydatides du testicule sont extrêmement rares. M. Marcé (Thèse, 1856) met en doute les observations de Larrey et de Dupuytren : on n'en connaît qu'un cas dû à Ast. Cooper : c'était un kyste tout à fait indépendant, contenu lui-même dans un autre kyste placé dans l'épididyme. Curling et M. Gosselin n'en ont jamais rencontré.

Comment distinguer l'hydrocèle enkystée d'avec le varicocèle ? Les malades atteints de cette dernière affection accusent plus souvent une sensation de pesanteur, qui augmente par la marche et les efforts : ils portent dans le cordon une tumeur molle qui donne au doigt la sensation d'un paquet de ficelle : cette tumeur diminue par le froid et le repos ; elle augmente par la chaleur et la position verticale.

On pourrait confondre encore l'hydrocèle enkystée avec une hernie scrotale, surtout quand l'hydrocèle enkystée remonte haut le long du cordon : mais celle-ci est irréductible, n'a jamais présenté le moindre bruit de gargouillement, n'augmente pas par la toux ni les efforts ; de plus, dans le cas d'hydrocèle, l'anneau inguinal externe présente son calibre normal à moins qu'elle ne se complique de hernie, ce qui est possible.

3° Nous avons éliminé toutes les tumeurs de la région, et nous avons affaire à une hydrocèle enkystée : peut-on avant la ponction en reconnaître la variété. M. Desprès, comme on l'a vu dans notre observation (page 1),en présence de deux tumeurs kystiques siégeant de chaque côté et au même niveau, se fonda sur le moindre volume, la rénitence plus grande et la forme lobulée du kyste de droite pour porter le diagnostic de kyste spermatique droit ; mais ces signes sont trop inconstants pour donner une certitude absolue. Dans la majorité des cas, la ponction seule indiquera la nature du kyste.

PRONOSTIC

Pour M. Sédillot, dans sa note lue à l'Académie des sciences, le pronostic des hydrocèles enkystées sus-vaginales devra être très réservé en raison de la persistance de la tumeur et de la fréquence des récidives. Mais dit M. Gosselin, dans sa réponse, les kystes spermatiques guérissent comme tous les autres, si on a employé un moyen curatif convenable ; ce n'est pas là ce qui assombrit le pronostic. Lui seul a bien étudié les rapports que ces kystes affectent avec l'appareil excréteur du sperme ; il a montré que par leur présence, ils pouvaient gêner la circulation de celui-ci. Ces kystes siégeant souvent dans la tête de l'épididyme, leur accroissement a pour résultat l'écartement de la tête de l'épididyme, par suite l'allongement des vaisseaux efférents, par suite leur rupture, l'oblitération des voies spermatiques et l'inutilité pour la reproduction du testicule correspondant.

Mais quand l'hydrocèle enkystée ne présente pas un volume trop considérable, qu'elle n'est pas accompagnée d'autres tumeurs qui la compliquent, le pronostic peut être considéré comme peu grave.

TRAITEMENT

La ponction simple et l'acupuncture ont été employées pour le traitement des hydrocèles enkystées, mais ce n'est, le plus souvent, qu'un traitement palliatif : le liquide se reproduit rapidement ; on cite cependant des cas de guérison permanente à la suite d'une simple ponction.

Avec la plupart des chirurgiens, nous donnons la préférence à la ponction suivie d'injection : l'injection vineuse est complètement abandonnée ; c'est l'injection iodée qui est employée le plus généralement avec quelques variantes, les uns l'injectant pure, les autres la mélangeant avec une plus ou moins grande quantité d'eau ; mais il est à craindre que les récidives dont la statistique de ces derniers est chargée, tiennent à ce que l'injection iodée a été trop peu énergique. (Obs. IX et XIII). M. Desprès emploie la teinture d'iode pure pour le traitement des hydrocèles. Dans la brillante statistique de l'hôpital Cochin, où il compte en moyenne plus d'une hydrocèle par semaine, il n'a jamais observé les accidents d'inflammation qu'on attribue à une solution trop concentrée de teinture d'iode et presque toujours il a mis ses malades à l'abri des récidives.

CONCLUSIONS

1° Il peut se former dans l'appareil testiculaire, au-dessus de la vaginale deux espèces de kystes, les uns séreux renfermant un liquide citrin, les autres renfermant un liquide opalin avec des spermatozoïdes, d'où les noms d'hydrocèles enkystées séreuses, d'hydrocèles enkystées spermatiques.

2° Les premiers naissent de l'extrémité inférieure du cordon près de son insertion ou de l'épididyme ; les seconds apparaissent plus fréquemment sous l'épididyme entre la tête de celui-ci et le testicule.

3° La structure anatomique de l'extrémité inférieure du cordon et de l'épididyme explique très bien l'apparition d'un kyste séreux dans cette région.

Nous admettons trois théories principales pour la pathogénie des kystes spermatiques :

1° Les uns admettent un kyste préexistant séreux en communication plus tard avec les voies séminales (Curling) ;

2° Les autres pensent que le kyste se forme consécutivement à l'issue du liquide spermatique (Gosselin) ;

3° D'autres enfin le font dériver des canaux excréteurs (Liston et Verneuil).

Il est impossible de se rattacher exclusivement à l'une ou l'autre de ces théories.

Paris. — A. PARENT, imp. de la Faculté de Médecine, r. M.-le-Prince, 29-31.

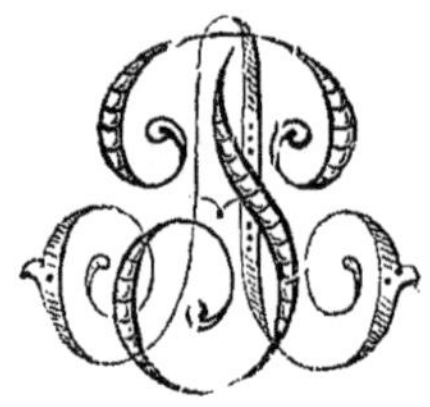

www.ingramcontent.com/pod-product-compliance
Ingram Content Group UK Ltd.
Pitfield, Milton Keynes, MK11 3LW, UK
UKHW012245240726
13966UKWH00004B/1313

9 782011 910837